新潮文庫

成熟脳

—脳の本番は56歳から始まる—

黒川伊保子著

新潮社版

10869

はじめに

四十歳を過ぎたころ、私は、もの忘れが気になるようになった。よく知っている（過去に何度もその名を認知した）女優の顔が浮かんだのに、名前が出てこない。それまでなら、「ほら、あの」くらいの間があっても、必ず思い出せたのに。

思い出せないまま、うやむやに終わる経験が、間遠だけれども度重なる。雪が淡く降り積もるように、脳のそこここに「見つけられない」場所が増えていく……私は、自分の腕を抱いた。私の脳は、どうなっちゃうんだろう、そんな不安に襲われて。

言語学の師に、その不安を訴えた。「最近、もの忘れがひどくて」

すると、八十代のその師はにっこりと笑って、こう答えた。「あなたが忘れるのは、まだ固有名詞でしょう? 八十代に入ってくると、普通名詞を忘れるようになる。固有名詞のうちは、もの忘れとは言わないよ」

そう、たしかに。私は、女優の名前は忘れるけれど、「女優」という普通名詞を忘れるわけじゃない。

先生は、続けてこうもおっしゃった。「普通名詞を忘れると、その存在意義も忘れる。つまりさ、しゃもじを手にして、その呼び名がわからなくなったときは、それが何に使えるものなのかも見失うんだよ」

ああ、なんてこと。今は、女優の名を忘れても、その人の存在意義がわからなくなるわけじゃない。けれどいつか、「女優」がわからなくなったら、私の脳の中のオードリー・ヘップバーンもアンジェリーナ・ジョリーも完全に輝きを失ってしまうのだ。

私の中で、好奇心がむくむくと頭をもたげた。それは、面白い。

脳の中のシソーラス（語彙《ごい》地図）は、普通名詞（固有名詞をくくる上位概念語）に、その存在意義がリンクされているのだと考え、人工知能の知識データベースもそのように設計してきたけれど、実際にそうなのだ……！　脳とことばの関連性を研究している身としては、ぜひとも長生きして、その経験をしてみなくては。

師に、その気持ちを告げたら、「本当にそうだよ。大変、興味深い」とうなずかれた。

脳科学の所見上、ことばは、今を生きることに必要でなくなったものから消えていく。逆に言えば、壮年期と同じように、料理や買い物や家事をこなし、映画を観《み》て泣き、手紙やメールを読み書きして暮らしていれば、身の回りのものが、そうそう脳から消えることはない。

とはいえ、人は、やがて、この世に別れを告げる準備に入る。遅かれ早かれ、人は、いくばくかのことばを失っていく。多くは、覚えた逆順に、消えていくに違いない。そうして、最後は、人の手のぬくもりだけを頼りに、もと来た場所へ帰っていくのである。その人生のはじめに、母の手になにもかもゆだねたように。

その道のりを憂《うれ》うことはない。今とこれからを生きるために必要でないものを捨て去り、魂はきっと身軽になっていく。誰もが行く道である。脳には、その行き方が最初からプログラミングされているはずだ。

だって、生まれてからの育ちも、ちゃんとプログラミングされているのだもの。この世におぎゃあと生まれたら、目は「白に、黒い丸」を探す。おっぱいである。おっぱいを吸うことを、どの脳も知っている。生まれたその瞬間から、目の前の人の顔の表情筋を脳裏に映しとるようにして、ことばを獲得し、体幹を使って寝返りを打ち、歩きだす。脳にあらかじめ仕込んであった生体のプログラムが発動するのだ。最後の道のりもきっと同じだ、と、私は確信する。脳に抜かりはない。それは、脳を見つめ続けてきた私の実感である。

黒川の母が逝《い》ったのは、昨年の一月だった。脳に口腔《こうこう》内細菌が入り、その増殖が止められなかった。元気に独り暮らししていたのに、倒れて一か月ほどで逝ってしまった。ボケる暇もなかった。最後の一週間、母はまるで、私の子どものようになった。私が病院に顔を出すのを、幼子のように楽しみにしてくれたのだ。保育園に息子を迎えに行った日々のように、私は毎日、母のもとへ小走りで駆けつけた。

あるとき、「もう一人で暮らすのはいや」と母はさめざめと泣いた。私は、「退院したら、もう絶対に一人にしないからね。ずっと一緒に暮らそう」と約束し、二人で指切りをした。母は、幼女のように「ふふふ」と笑った。

母が、無垢《むく》な幼子のようになっていく。働く嫁として三十二年間、母に支えてもらった。息子も、この祖母に背負われて育った。倒れる前の日にも、我が家には、母お手製の美味《おい》しい煮物が届いたのである。「いつか親孝行をして、恩返しをする」と思っていたのに、私は、それをする時間が残っていないのを悟った。

もっと生きてほしかった。もっと、ゆっくり幼子になっていってほしかった。せめて、倒れる前の晩、具合が悪いと訴えた母の隣に、床を並べて寝るべきだった。私は永久に、母に借りがある。

母は、急いで幼子になった。それでも、きちんと幼子になって、最後は、私の腕の中で、もと来た場所に戻って行った。

私の父は、私がおむつを替えたとき、「おまえに、こんなふうに抱きかかえられるなんて、長生きしてみるもんだな」と笑った。粗相するなんて情けない、なんて自己憐憫《れんびん》のことばを言わないところが父らしかった。私は、このときの父のことばが愛《いと》おしくて、夫のプロポーズのことばくらいに忘れられない。

黒川の両親と、自分の父を送って、私は、また少しだけ、逝くことの意味を知った気がした。最後は、甘えて身をゆだねることも、残る者へのプレゼントである。

そうこうするうちに、気づくと私は、脳の完成期五十六歳を超えていた。

前々から、脳を装置として見立てると、脳は五十六歳で出力性能最大期を迎えることがわかっていた。無駄なものを捨てていくのが、脳の最大のテーマであることも。

五十八歳の今、理屈で知っていたそのことが、実感を伴って私の中で輝きだしている。一度、ちゃんとことばにしてみようと思い立って、この本を書くことにした。「感じることば」は、五十六歳以降のエッセイを取りまとめたものである。五十六歳以降の脳が見ているものを共感していただきたくて。「一生の脳科学」は、脳に起こる「人生の波」について書き下した、この本のメインディッシュである。そして、『情』を科学する」は、ちょっとしたデザート。

新潮文庫は、三十代の揺れる気持ちで書いた『恋愛脳』を皮切りに五冊目になった。一冊ごとに人生が愛おしく、面白くなってくる。

成熟脳である六十代以降を生きる先輩の皆さまには、まだ青い筆かも知れないが、人工知能の研究者が見た「脳の一生」、しばし楽しんでいただけると嬉《うれ》しい。

二〇一七年、なんと敬老の日に(微笑)

黒川伊保子

目次

成熟脳

——脳の本番は56歳から始まる

感じることば

どうしたらモテる？

「モテる趣味というのがあったら、教えてください」

ラジオ番組の取材で、そう聞かれた。私は、「え、そんなこと言ってる時点で、モテませんよ」と即答。その日の番組のテーマは「モテる」だそうで、どうも私は、そのコーナーをぶち壊しにしてしまったらしい（苦笑）。

モテる趣味というのは、たしかにあると思う。

ただし、これをすれば誰でもモテる、というものがあるわけじゃない。人それぞれ、その人を魅力的に見せる趣味は違う。

たとえば、ギャップを感じさせる趣味。繊細な女性がタフなバイク乗りだったり、何も考えていないように見えた無骨な男子がクラシック音楽に通じていたり……人は、ギャップに惚《ほ》れる生き物だからね。

でもね、趣味というのは、「やむにやまれず、好きでたまらない」じゃないと意味がない。下手でもいいのである。何かを好きでたまらない、という姿が、異性の胸をきゅんとさせるのだもの。モテるために趣味を取り繕うなんて、ばかばかしい。どんなにギャップを演出しても、それじゃ、艶《つや》っぽくならない。

ところで、モテる、という概念。どうも、世間は、勘違いしているような気がする。モテる、という普遍のかたちがあって、それに近づけばモテる、というふうに。美男美女でスタイルが良くて、頭が良くて優しくて、スマートな振る舞いが出来てセンスが良くて……そういう人なら、恋愛なんて自由自在、だと思っていませんか？

ヒトは、たしかに、そういう特徴の持ち主に惹《ひ》かれる。けれど、それだけだ。人は、魅力で振り返り、ギャップで惚れて、弱点で愛し続ける生き物なのである。長所が使われる場面なんて意外に短い。よそに気を取られて、「あいつの方が脚がキレイだから」なんていう理由で帰ってくる男はいないけれど、「俺がいなかったら、あいつ、どうやって電球換えるんだろう」なんてことにふと気づいたら、きっと帰ってきてくれる。

なぜなら、ヒトの脳は、インタラクティブ（相互作用）を必要としているからだ。自分の働きかけによって、対象物が何らかの反応をする。そのやりとりをもって、ヒトは外界を認知している。壁は、手で押せば、同じだけの力で人を押し返してくる。だから、存在意義がある。手が壁を素通りしてしまったら、壁はそこにある意味がないので、ヒトは壁があることを忘れて暮らすことになる。たとえそれが美しい壁だったとしても。

脳にとっては、対象物と相互作用を持っていることが、その対象物の存在意義となる。そのことは、相手が人でも同じだ。自分の働きかけに、相手が反応することが、脳にとっては非常に大きな意味を持つのである。

だから、男の子は、好きな女の子に意地悪をしてしまう。彼女が反応することが、脳にとっては「彼女の存在意義を確かめる行為」だからね。

ましてや、自分の働きかけで暮らしが成立している相手は、存在意義が大きすぎて離れられない。「私がいなければ、パンツひとつ探せない人」だの「俺がいなければ、生きていけない女」ほど甘美な存在はいないのである。

つまりね、ヒトは、対象者のだらしなさや頼りなさを存外愛《いと》しいと思って暮らす生き物なのである。愚かなところがなければ、人は愛され続けない。

超イケメンで賢くて、センスが良くて、何でもできる、エリートな男なんて、私にとっては、そこにいないのと一緒。自分がいなくても輝かしく生きていける相手なんて、寂しくてしょうがない。

というわけで、非の打ち所のない方は、どうぞお気をつけください。愚かなところのひとつくらい愛する人に見せておかないと、「一緒にいる意味なんてないよね」と言われて、ある日突然、置き去りにされる。「あなたって、どうしてそうなの⁉」なんて叱《しか》られて、「嫌な思いさせて、ごめんなさい」と謝るくらいで、ちょうどいいのである。

そつのないキャリア系美女も同様。なんでもできるのだろうけれど、ひとつくらいできないことを作って、彼がいなければ生きていけないふりをしよう。ただし、その「できないこと」、一生しない覚悟でね。彼がしてくれなかったら、本気で困惑してください。長く育《はぐく》まれる愛のための、大事なワンポイントアドバイス。

失敗ルーティン

脳には「ルーティン」が効く。

五郎丸ポーズで、一気に有名になった「ルーティン」。一流の選手たちは、勝負の前に、いつもと同じこと＝ルーティンをして、脳の集中力を高めている。

五郎丸選手のそれは、言わずと知れた、フリーキック前の祈りのようなポーズだが、多くの選手が「ルーティン」を持っている。フィギュアスケートの羽生結弦《はにゅうゆづる》選手は、コーチの前からリンクの中央に出るとき、常に同じ軌跡でスタート位置につく。同時に行う準備運動のような腕ふりも、いつも一緒だ。そうそう、くまのプーさんのティッシュボックスを使っているのも、彼の大事なルーティンの一つ。

私の大好きなバイクレーサー、バレンティーノ・ロッシのルーティンも有名だ。パドック（整備コーナー）でバイクにまたがる前に、膝《ひざ》の屈伸運動を深く一回、走り始めて間もなく、立ち乗りをしてレーススーツの前を引っ張り、後ろを引っ張る。ロッシ・ファンがこのルーティンを見たがるので、世界中どこのレース中継でも必ずこのシーンが映る。私ももちろん、このシーンを必ずチェック。正座して、世界中のファンと一緒に、ロッシの無事と勝利を祈るのである。この後、ロッシは、バイクをスタート地点につけた後、バイクから降りて、バイクの傍らに座り、バイクに肩を寄せる。まるで親友のように。

ロッシのライバル、ホルヘ・ロレンツォのルーティンは対照的だ。スタート地点にバイクをつけた後、ヘッドホンで音楽を聞きながら、バイクを残して、いったんコースから離れるのである。最初は「何かトラブルでも？」と心配したけれど、毎回なので、これもまた、ファンが安心する風景の一つ。

実は、脳には、「ある決まった動作」をすると、「その動作を繰り返してきた場面と同じ神経信号の状態を作る」という癖がある。

時速350㎞を超えるマシンにまたがって、千分の一秒を競うバイクレーサーたちは、どんなスポーツ選手よりも素早い反応が必要とされる。このため、とっさの神経信号にブレがあってはいけないから、神経の状態をニュートラルにしておかなければならないのだ。バックヤードにおかれるヘルメットやグローブの位置も、厳密にいつも同じ位置関係に置かれる。ロッシは、インタビューで、「僕は神経質だとか言われるけど、そうじゃない、要は順番なんだ。ヘルメットやグローブの位置が違っていると、その日のレースで、とっさの判断が混乱して、危ないからね」と言っている。

昔から、「玄関の敷居をまたぐのは右足」「羽織の袖《そで》を通すのは左から」などと、決まったことをして験《げん》を担《かつ》ぐ男たちは多かった。子どもの頃、「間違って逆の足でまたいだから」と言ってやり直す大工さんを見て、びっくりしたことがあったが、危険な仕事をする男たちに、このセンスは必要なのだろう。


一般の人でも、このルーティンを意図的に使って、脳をうまく導くという手がある。たとえば、入眠儀式。子どもでも、眠りにつく前にやることを定番で決めておくといい。寝巻に着替える、人肌に温めたミルクを少し飲む、絵本を読んでもらうなど。やることとその順番を、常に同じにしておくのである。そうすると、興奮してても寝付けそうにない晩でも、入眠儀式をすることで、神経系が勝手に沈静化し、脳があきらめてくれる。

何かに挑戦する人は、挑む日のルーティンも決めておくといい。いくつか試して、落ち着く何かを見つけておくと、試験や面接で一定の落ち着きを得られる。ロッシとロレンソの例のように、しっくりくるルーティンは人によって大きく違うので、自分のオリジナルを見つけることだ。「同じ動作」「同じ位置」がキーワード。それをした後、大地にしっかり立てている感じがすれば、その動作はきっと正解。足の裏がしっかり使えるということは、体幹バランスがいいということ。このとき、脳は落ち着きを取り戻す。

何も思いつかなかったら、微笑《ほほえ》んでみよう。人は嬉《うれ》しいから笑うわけだけど、笑顔を作れば、勝手に嬉しいときの神経信号が起こる。気持ちが上向きになって、いつもよりずっと頑張れるはず。

脳が自然に出力することを、入力に使うという技。これは、いいルーティンになる。嬉しいときの動作、大らかな気持ちのときの動作を思い出してみてほしい。

逆に言えば、落ち込んだ時の動作（ほおづえをついたり、ため息をついたり、ふてくされたり、「でも」「だって」「どうせ」を連発したり）は、失敗を連れてくる。くれぐれも気をつけて。

上から目線になろう

最近、ある政治家のコンサルタントをお引き受けした。この方には、高潔ということばが本当によく似合う。誠実な努力家で志も高く、スカッとしている。自分の息子がこう育ってくれたら、さぞかし自慢だろうと思わせるタイプで、年上の有権者からは圧倒的な指示を受けているのである。

ところが、同世代以下の有権者に人気が薄い。秘書の方が言うには「ことば使いが〝上から目線〟で、高飛車なんです」とのこと。

感性研究の立場から言えば、事態は一目瞭然《りょうぜん》だ。この方が高潔すぎるのである。貧しい家に生まれて、自らの志と努力だけで超一流の経歴を手にした。国民としての義務と責任をだれよりも強く感じて、政治家になった方だ。この方の脳から見ると、世の中の人が、なぜ責任を感じないのか、それを果たそうとしないのか、いっこうに分からないのである。なので、年下の生活者に向かって言うことばが、どうしても

「べき論」になってしまうわけ。

〝上から目線〟なのではない。むしろ、その逆。世の中の人が、皆自分と同じか、自分よりも高潔でデキる人々だと信じて疑わないのである。なので、「きみたちは、どうしてやらないのか」と問いかける。「こうするべきなのは、知ってるよね？」と確認してしまう。口の利《き》き方が高飛車な人の多くが、自分が「上」にいると思ってそれをしてるのではない。むしろ、周囲に大いに期待して、自分よりできると思っているから、そうなるのである。

というわけで、べき論を言い募るリーダーに、〝上から目線〟を止《や》めろと言っても、埒《らち》が明かない。人を上からなんか見たことがないんだもの。

私は、彼に、こうアドバイスした。

――どうか、一度、本物の〝上から目線〟になってください。国民は、愚かで守ってあげなくてはいけない存在だと思うのです。

たとえば、先生が、バスの添乗員だったとしましょう。バスの乗客がみな、団体行動の責任と義務をしっかりわかっていて正しい行動を取れる人だと信じて疑わないでいると、「おしゃべりに夢中になって、出発時間に遅れてくるおばちゃん」とか腹が立ってしょうがないでしょう？

でも、バスの乗客は愚かで守ってあげなくてはいけない人たちだと思っていれば、遅れてくる人も、ちゃんと並べない人も、ただ愛しいだけ。「みんな、大丈夫？　あ～、揃《そろ》ってるね、よかった、よかった。よく帰ってきてくれた」という優しいことばが出るでしょう。

〝上から目線〟はいけないことではないのです。リーダーたる者、自分がリーダーとなったのは、百人に一人の高潔な資質を持っているからだと自覚したほうがいい。世の中の標準は、自分よりもずっと怠惰で、人に流されやすく、自分と家族のことくらいしか考えていないのだと思ってください。その人たちを、守ってあげたいと思うことが、リーダーシップの始まりなのです――。

若者たちに、「投票しなさい。それが民主主義の根幹で、国民の義務だから」と言っても、彼らの心を打つわけがない。彼らの投票で何が変わるか、どんな得があるかをちゃんと説明してあげないとわかりはしない。「十代、二十代の投票率が六十代のそれ並みになったら、政治家はもっと若者優遇の政策を展開できるのに。票がもらえなきゃ、政治家は発言する機会ももらえないからね、どうしても投票率の高い世代が優遇される。だからさ、きみたちは投票に行くことそのものに、大きな意味がある。

誰に入れても同じだと思っていても、同世代のために一票入れに来てよ」と頼めば、少しは来てくれるかも。そして、後者の口が利ける人が、結局、多くの人を動かしていくのである。

人の尊さを思うことと、「集団における心理が愚かになりがち」なことを案じることは、けっして相反してはいない。脳科学的には、人は一人一人の感性は鋭く尊いものの、集団が醸《かも》し出す総体の思考はけっこう愚かになってしまうものだから。

製品開発をする人たちは、「顧客は神さま」なんて言っている場合じゃない。「顧客は愚かで間違いやすいもの」だから、「いいものをわかりやすく提供して、守ってあげたい」「何がいいものなのかを教育してあげなければ」と発想してみよう。製品のデザインや広告が、きっと一段いいものになるに違いない。

上から目線、けっこうじゃない？ リーダーシップ教育に取り入れてほしいくらいだ。

厚化粧の大年増《おおどしま》

史上初の女性都知事が誕生した。

使命感により、孤高の闘いに身を投じて。

脳の周期性から予測すると、大衆全体の感性トレンドは、二〇一三年から凛々《りり》しさの時代に入り、二〇一四年後半から、「使命感」「孤高」「世界一、史上初」というキーワードに世間が好感を示すようになってきている。

小池百合子さんの状況は、まさに、この通り。時代の風に乗ったのである。自民党が冷たくすればするほど、彼女の使命感と孤高さがきわ立ち、東京都民の圧倒的な支持を得て、史上初の女性東京都知事となった。

小池さんは、一つだけ、大きな戦略的失敗をしている。参院選直前に辛辣《しんらつ》な自民党批判を繰り広げたこと。あれは、投票日の翌日まで待つべきだった。

参院選を闘っている自民党候補が、どれだけ胸の痛い思いをしただろう。いのちがけの闘いの終盤に、命綱を切られたような気がした候補者もいたに違いない。

自民党員の立場を固持するのなら、小池さんは、同胞の痛みを思うべきだった。他者の痛みを思うことは、リーダーの最低条件だ。あの時点で、小池さんには、リーダーシップもなく、母性にも欠けているように見えた。多くのキャリアウーマンたちが、「これだから、女は組織がわかってないと言われてしまうのよ。なぜ、月曜日まで待てなかったのかなぁ」と憤慨し、小池支持がやや下火になったのだった。

しかし、強い追い風が吹いた。石原慎太郎氏の「厚化粧の大年増」発言である。あれを聞いて、女性たちの気持ちが決まった。いつもは、選挙日も気にしたことがない、非投票派の女友達までが、期日前投票に走ったくらいだった。

私は、街頭演説を聞きに行かなかったので、テレビで観《み》ているだけだったが、小池さんの覚悟と度胸は、男たちのそれを遥《はる》かに凌駕《りょうが》していたように思う。

「病み上がり」と言われたことに逆上し、感情を抑えられない姿をテレビにさらけ出してしまった鳥越さんに対し、「厚化粧の大年増」「うそつき」と言われても、「私たち、そういうのに慣れているから」といって、周囲の女性も巻き込んで、あっさりやり過ごした小池さん。目線の位置が明らかに違う。

鳥越さんには、「齢《とし》を重ね、がんを克服した自分の自己実現」として、今回の出馬があった。小池さんが見つめているのは、自分じゃない。小池さんを掻《か》き立てているのは、自己愛じゃない。東京ひいては日本の未来だ。大年増どころか、魔女と言われようが妖怪《ようかい》と言われようが、彼女はひるみもしないだろう。その対比を、石原氏の「厚化粧の大年増」発言が炙《あぶ》り出してくれたのだった。

あれを見て、よく言われる「ピンチはチャンス」は本当なのね、と、しみじみしてしまった。女性の皆さん、ひどいことを言われたときの大人の対応こそが、挽回《ばんかい》の鍵《かぎ》ですよ。ひどいことを言われたら、「やった、いただき」と思いましょう（微笑）。

男社会の義に身を投じた増田さん、自己愛の鳥越さん、使命感と覚悟の小池さん、と三者並べば、もう勝負はあった。政策なんてはっきりいってどうだっていい感じになってしまった。

女の覚悟は、岩をも通す。二十一世紀の女たちの思いは客観性を帯びている。執念と言うより覚悟だろう。

ではなぜ、現代女性の思いが、主観的ではなく客観性を帯びているかと言うと、私は、男たちがジェントルマンになったからだと思う。女は、虐《しいた》げられれば自分のことだけを考えるのだが（哺乳類《ほにゅうるい》のメスは、自己保全をしないと種が残せないので）、大切にされれば、その母性を社会全体に向けることになる。

リーダーになる女性の陰には、公平で鷹揚《おうよう》でエスプリの効いた知性派ジェントルマンが必ずいるはず。そういえば、ジェントルマンの国、イギリスでは、昔から女王が立ち、女王の時代ほど隆盛するとさえ言われているものね。

男が大人になった国から、真の女性リーダーが現れる。女性リーダーが立つと、私はその国の男たちに憧《あこが》れる。東京都も、やっとその域に入ったということかしら。この国に女性首相が現れるのはいつだろう。

人工知能に、人は負けるのか

今年、世界最強クラスと言われるプロ棋士が人工知能（ＡＩ）と戦って大敗を喫した。マスコミは、こぞって「人工知能が、とうとう人間を超えた」と報道していた。一九八三年から人工知能の研究に携わってきた私は、この世間の反応に、少しびっくりしてしまった。私の反応は真逆。「ヒトの脳って、ここまですごいのか」だったから。

チェスや将棋、囲碁のように、判断ルールの揺るがないゲームは、本来、人工知能にとって得意な分野だ。「自分がしたこと」の結果が有限数であり、「ゴール」が一つ。「人気ＣＭを作る」とか「気まぐれな客の機嫌を取る」よりも、ずっと機械に向いている。

一九八〇年代、人工知能の現場では、既に囲碁ＡＩの研究は始まっていた。私と同じフロアにも、囲碁ＡＩの開発に携わっているエンジニアがいた。当時のコンピュータ空間では、「想定すべき展開が複数あって、それを瞬時に並列処理して、有限時間内に最適な解を見つけ出す」という演算は、ひどく困難だったことは事実。それでも、私たちは、二十世紀中には、囲碁AIは人間に勝つだろうと思っていた。

しかし、チェスAIや将棋AIが二十世紀中にトッププロの域に達したのに対し、囲碁AIは二十年近く後れを取った。石を置く場所が比較的縛られない囲碁は、一つの局面で打てる手の数が半端《はんぱ》なく多く、その後の展開パターンも爆発的に多い。このため、コンピュータの演算速度が革命的に速くなる必要があった。さらに、宇宙論的な数にも上る膨大な局面パターンをひとつひとつルール化してもきりがないし、埒が明かない。

結局、人間の脳と同じように、脳神経回路によく似たネットワークシステム（ニューラルネット）を作り、「経験」によって「センス」を培《つちか》う方式が成熟するまで、AIは囲碁棋士に勝てなかった。

一九八五年、私は、そのニューラルネットの世界初のチップ開発に参加していた。今回、プロ棋士に勝った囲碁AIのニューラルネットは多層構造だが、私たちのそれは単層から二層に持ち上げるだけで精いっぱい。それ以上の多層構造なんて、私にはまったくお手上げ、想像するだけでも気が遠くなる（ま、しょうがない、その現場から離れて三十年にもなるのだもの、お許しを)。

二〇一六年のコンピュータ技術をもって、そして、三十年にも及ぶニューラルネットの進化をもって、AIは、やっと囲碁棋士に勝った。一九八五年の私の想像をはるかに超えて、人間(囲碁棋士)が脳の中でやっている演算は、深淵《しんえん》で膨大だったのだ。

こんな小さな頭蓋骨《ずがいこつ》の中に、なんていう可能性を秘めているのだろうか、ヒトの脳というのは……!

そんなわけで、「人工知能が人間に圧勝」というニュースを観て、私は、ヒトの脳の素晴らしさに涙があふれたのだった。

だって、囲碁棋士は、もちろん囲碁を打っているだけじゃない。歩くし、走るし、恋もするし、料理もする。手のひらに包みこめるような、小さな小さな脳という臓器。誰もが持っているそれは、宇宙の奇跡だ。


人工知能に人は負ける。

そんな心配をする人がいるが、私は、いつもこう答える。「そりゃ、単一の機能で争えば、人は負けるに決まってますよ」

多層ニューラルネット(ディープ・ラーニング)を使えば、パターン化したタスクなんて、「傍で見ていて」すぐに覚えてしまう。アメリカではすでに、新聞のスポーツ記事の六割を人工知能が書いていると言われているが、さもありなん。ＡＩにとって、そんなの朝飯前だもの。スポーツ記事には、一定のパターンがある。たとえば、一万記事を読ませれば、「シーズン前半不調だった○○選手、起死回生の一ゴール！」なんて文言、スラスラ出てくるようになる。

確かに、人のすべき仕事は変わってくるに違いない。パターン化した仕事を漫然とこなしている人には、人工知能は驚異かもしれない。用意されている答えを、誰より早く正確に出せる能力なんて、人工知能に勝てるわけがないのだから、偏差値エリートたちは案外危ないかも。

でもね、十九世紀に内燃エンジンが発明されたとき、穴を掘る人や荷物を運ぶ人は失業しただろうが、二十一世紀の今、みんな残業して忙しく働いている。人のすることは、けっして減ることはない。

家事ロボットが家庭に入ってきても、主婦の仕事はなくならない。なぜなら、主婦の仕事の一番大事なことは、「家族を案じ、するべきことを決する」ことだからだ。洗濯するのは洗濯機でも、なにをどのタイミングでどう洗うかは愛情が決める。子どもの体育着が体育の授業に間に合うように、母たちは抜かりなくスケジュールを決める。

たぶん、人工知能と共棲《きょうせい》する時代に、人がすることは、案じたり察したり発見したりすることに集約されるのじゃないかしら。だとしたら、人間の価値が変わってくるに違いない。少なくとも、偏差値信仰は消えてなくなる。人工知能、万歳、である。

くのいちの術

三十年ほど前、人工知能エンジニアとして、ヒトとロボットの会話の設計をしていたとき、私は、男性と女性の対話方式が異なるのに気が付いた。

女性は共感のために対話を紡《つむ》ぐ。ことの経過について時系列をなぞるように話し、気持ちに共感してもらうことで、真実を見つけ出す脳だからだ。

男性は、問題解決のために対話を紡ぐ。このため、相手の話の中から、何が問題かをいち早く切りだして、解決を図ろうとする。

この二つの対話モデルは、まったく相いれないもので、混ぜることが出来ない。

たとえば、外で理不尽な目に合ったとき、妻は夫に、その出来事を再現するように話す。「あの人があぁ言って、私がこう言って、そうしたらこうなって……」というふうに。女性脳の共感型対話モデルでは、共感でもって、気持ちよく経過を話し尽くすことが基本形。女性は、気持ちよく話を聞いてさえもらえれば、自分で問題解決する生き物なのである。

なのに、問題解決型の男性脳は、そんな紆余《うよ》曲折を聞いちゃいられない。「きみも口の利き方がなぁ」なんて、途中で、いきなり問題解決してしまうのである。

いきなり中断して混乱した女性脳は、あまりのストレスに「あなたは、私の話を聞いてくれない」と憤慨するわけだが、ちゃんと話を聞いて問題解決してやったつもりの男性脳の側は、「きみこそ、俺の言うことなんて聞いたことがないよな」なんてキレてしまう。

どちらも悪いわけじゃない。対話モデルが相いれないのである。

相いれない対話モデルは、一つの処理系に混ぜられない。将来、ヒトとちゃんと話せるロボットが登場するとき、このロボットは相手や状況に合わせて、「共感型対話モデル」と「問題解決型対話モデル」を切り替えていくことになる。

さて、ロボットのほうは、私たち人工知能エンジニアがなんとかするとして、問題は、生身の人間のほうだ。男と女の対話における気持ちのざらつきは、この違いをしっかり認識しなければ、消えることがない。

そこで、女性たちに贈る、最大のコミュニケーション・マナー。

それは、「男性に何か提案したとき、いきなり弱点を突かれても、めげないこと」である。

男性は、問題解決型の脳なので、何か提案されたとき、その提案を受け入れたからこそ、実現をめざして、いきなり問題点を突いてくる癖がある。「部長、こんな提案があるのですが」「お前、この資材はそろわないだろう」みたいな感じ。

夫も一緒である。「今度の連休に、〇〇に行かない？」「チケット取れないんじゃないの」

みたいにね。

なぜ、「いいね、一度行ってみたかったよな」という共感から入れないかなぁ、この口は……と私はいつも嘆息する。けれど、優秀な男性脳のわが夫は、反射のごとく、妻の気持ちに水を差してくるのである。

というわけで、女性の皆さま、男に何か提案をしたときは、多くの場合、部分否定か完全否定しかないと心得てください。そして、部分否定は、なんと肯定なのである。受け入れたからこそ素早く問題解決したいだけ。女の気持ちに水を差したつもりは、いっさいない。

だから、ここで、「もう、けっこう」「あなたには、二度と提案をしてあげない」とキレても、敵はきょとんとするだけなのだ。

というわけで、上司にしろ夫にしろ、何か提案して、いきなり弱点を突かれたときは、心の中で一度喜ぼう。弱点さえ解決すれば、彼には反対する理由がないのだから、流れはこっちのもんである。

さて、そのときの対処法だが、とっておきの手がある。「頼り返し」の術だ。

「そうなんですよ、部長、そこが悩みだったんです。どうすればいいでしょうか」と頼ってしまうのだ。男性脳は、問題解決が大好物。女性脳が共感してもらうのが心地よいように。なので、頼られると、悪い気はしない。

仮に「そんなことは自分で考えろ」と叱られても大丈夫。「そうですよね、出直してきます」とにっこり笑えばいい。男性脳は、頼られることと同じくらいに、素直な女性が好きなので、どっちに転んでも、相手の好感度は上げられる。

相手が夫でも一緒。「そうなのよ、あなた、それが問題なの。チケットなんとかできる?」と途方に暮れた顔をしてあげればいい。たいていの夫は、インターネットを検索して、頑張ってみるに違いない。「無理だよ」と言われても、「そうよね」としゅんとして見せればいい。妻が可哀《かわい》そうになるから、別の恩恵が飛び込んでくるかも。

ただ、この術は、精神的にとても難易度が高い。「自分でするからもうけっこう!」

とキレそうになるところを、笑顔にならなきゃいけないからね。こりゃ、忍者の術くらいにたいへん、ということで、私は「くのいちの術」とも呼んでいる。

でもだからこそ効く。他の女性になかなかできないことだから、特別の女性になれる。ぜひ、お試しあれ。

女はなぜ、転びそうになって転ばない話をするのか

私が、まだ、若き企業人だった頃の話。

同僚の三十代男性リーダーが、ある日、こんなことを質問してきた。「女はなぜ、転びそうになって、転ばなかった話をするわけ？」

曰《いわ》く、新人の女子が出勤してきたとき、「今朝、駅の階段でつんのめって、こけそうになっちゃったんです。怖かった～」と臨場感たっぷりに言ったのだそうな。彼は、驚いて、「え！　どれくらいの高さから落ちたの？」と尋ねたら、「別に、落ちてませんけど……」と不愉快そうな返答……。

「あれって、どう応《こた》えればいいわけ？　何の生産性もない会話だよね」という彼は、大変優秀なエンジニアだった。

私が、「ただ、共感してあげればいいのに。そうだよね、あれは、どきっとするよね、みたいに」と言ったときも、彼は「う～ん、とっさにそれをするのは難しいな」と困惑顔だった。

そのときは、私も、彼の鈍感さに呆《あき》れて黙り込んでしまったが、今なら、彼に、明確な答えをあげられる。

女は、共感のために会話を紡ぐ。共感が目的なのだ。

ではなぜ？

理由は二つある。共感されると、ストレスから脳が解放されるからだ。

怖い、ひどい、カワイイ、嬉しい、びっくりした……そんなふうに強い感情が動いたとき、脳には、瞬時に励起する、強い電気信号がもたらされる。脳神経回路を緊張させ、そのイベントに一定時間思考をロックさせる強い信号、いわゆるストレス信号だ。「ストレス」は、日常会話ではネガティブなイベントに限定して使われるが、喜びであっても、強く瞬時に起これば、脳にとってはストレスになる。そして、適度なストレスは、脳を活性化させるのだ。

そのストレス信号が、女性が男性よりも強く起こり、長く続く傾向にある。理由は、おそらく、私たちが哺乳類のメスだからだ。哺乳類のメスは、自身が健全な状態になければ、生殖がかなわない。加えて、独り立ちできない幼体を守る義務がある。このため、脳が、自らとその系を守るため、自己保全の信号が強く働くのだろう。

生殖適齢期の若い女性脳にとって、「朝、駅の階段でつんのめって転げ落ちそうになった」なら、そのストレス信号は計り知れず大きく、午前中くらいは、脳を緊張させ支配してしまう。仕事の集中力が、生み出せない。

だから、彼女たちは、自分に起こった事件を、たとえ未遂でも、大騒ぎするのである。そうして、「わかるよ」と共感してもらえれば、脳が緊張から解けるのだ。共感してもらえば、ほっとする……その機構は、人類の女性たちが、長らく群れの中で生きてきたことを顕《あら》わしていて興味深い。「自分の事情をわかってもらえれば、系に守ってもらえる」、脳の神経系が、そうと知っているのだから。「心」と呼ばれていることより、もっとずっと深い部分の演算である。「本能」と呼ぶべきかもしれない。となれば、共感してもらえない女性の苦しさは、存外深いのである。

さて、強いストレス信号を抱え、会社にやってきた若い女性が、共感（脳の緊張を解いてもらうこと）を求めて、「怖かった～」と訴えているのである。ここは、「わかるよ」と返すのが、〝人類〟の義務である。この際、実際に共感しているかどうか（自分もそう感じるかどうか）は、どうでもいい。哺乳類のオスに、彼女の気持ちがわかるとも思えないから、本当の共感はありえないだろうし。

「腰が痛くて……」と訴える妻にも、まずは共感。「腰が痛いのか、それは辛《つら》いなぁ」

としみじみ言ってもらえば、それで痛みも半減する。ほんとよ。「医者に行ったのか」なんて、尖《とが》った声で聴き返された日には、痛みも倍増、夫への憎しみさえ湧《わ》いてくる。ほんとです。

「カワイイっ」にも、「どこが？」なんて聞いてはいけない。一緒に喜べないまでも、にこにこ笑って傍にいてあげよう。

共感によって、私たち女性は、脳に残る余剰なストレス信号を解く。哺乳類のメスとして、自己保全の緊張信号が強く働く脳を抱えている以上、これは、必要不可欠なこと。水を飲むがごとく、生活に必要なことなのである。

そして、女性脳は、共感した側にも利がある。他人の体験談でも、共感さえすれば、「とっさに、無意識に引き出せる知識」として、脳に格納されるからだ。「先の尖った靴って、階段の滑り止めにひっかかるのよね～」と共感した側は、今後、同じような靴を履いて階段を降りるとき、無意識に手すりの脇《わき》を行く。だから、女性脳は、「共感してもらいたい」だけじゃなく、「共感したい」でもあるのである。

そんな女性たちの会話の「長縄跳び」には、入りようがない男性たち（お気の毒）。とはいえ、強い困惑を投げかけられたときくらいは、共感してあげてほしい。

タンゴとイクメン

この秋から、息子とタンゴのペアを組んでいる。

アルゼンチンタンゴは、男子が呼吸一つで女子の足を跳ね上げ、小鳥を肩に載せるかのように軽々とリフトしなきゃいけないので、なかなか力がいるのだ。世界チャンピオンたちは、胸囲百センチ超えの、格闘家のような身体《からだ》をしている。

息子は、バイク乗りで、モトクロスのレースもやるタフガイで、まさに格闘家体型。ある日ふと、「このからだ、アルゼンチンタンゴをやらせたら映えるに違いない」と思って誘ってみることにした。

この人の母をやって二十五年、誘い方は、お手のものだ。「あなたはさぁ、これから世界中を旅するでしょう？　仕事でも、プライベートでも。ヨーロッパにも、南米にも、サハラ砂漠にもキューバにも……♪　アルゼンチンタンゴは、世界中で踊られているのよ。タフなバイク乗りで、優秀なエンジニア（これからなる予定）が、ささっとタンゴが踊れたら、どんなにカッコイイかわからないよ。ね？」＝動機づけ。

「しかも、この秋、二〇一四年の世界チャンピオンが日本に来てて、手ほどきをしてくれるんだって。どんなカテゴリにせよ、世界一の技を見ておくのは大事だと思わない？　そのからだの使い方が、バイクに役に立つかもしれないしさ」＝今しかない、のイチオシ。

この動機づけと、今しかない、のイチオシは、彼が幼い頃からずっとやってきたことだ。彼は好奇心を抑えきれず、タンゴ教室についてきてくれた。そうしたら、ダンサーたちから「タンゴ向きのからだだ！　素晴らしい！」と絶賛されて、その気になってくれたのである。

息子とタンゴを踊って、気がついたことがある。息がぴったり合うのだ。それは、「ツーカーの仲」という意味じゃない。まったくそのままの意味、「呼吸が同じタイミング」なのである。

アルゼンチンタンゴでは、呼吸は大事な意思伝達の手段だ。男子がふと息を止めれば、女子の足が一瞬止まる。その後、男子が息を吸いながら、女子の太ももを自分の太ももで軽く押せば、女子の脚が高く軽やかに跳ね上がるし、男子が息を吐きながら、同じことをすれば、女子の脚は、床の上につま先をつけて、コンパスのように大きく弧を描く。かたちがまったく違う、この二つの女子の動きが、男子の呼吸一つで繰り出されてくるのだ。

当然、女子は、男子のすることを勝手に予測することさえ許されない。体幹軸をしっかりしつつも手足の力は抜き、男子の呼吸をひたすら感じるのみ。女子が、脚を上げたり、回したりするのは、「自分でしようとして、している」のではなく、「気づいたら、そうさせられている」。ただし、上がった脚を、キレよく戻すのは女子の役目。回り始めた脚を、エレガントに回収するのも、女子の役目だ。ちなみに、その回収時に、男子の脚に自分の脚をからめたりして遊ぶことは、女子の自由。男子は静かに呼吸しつつ、自分のからだを与えるのである。

力強い格闘家のような男子の動きに、しなやかな女子の肢体が絡《から》みついて弾けるように見えるアルゼンチンタンゴは、こんなふうにして阿吽《あうん》の呼吸が作りだしてくる芸術だ。

そんなわけで、アルゼンチンタンゴの男女は、組みはじめに息を合わせる。別々の呼吸をしていた二人が、呼吸を合わせて、動き始めるのである。なのに……！　不思議なことに息子とは、手を握った瞬間に、同じ呼吸のサイクルの中にいる。

そのことを、アルゼンチン人のダンサーを母に持つ、自身も世界チャンピオンの新垣アクセル氏に話したら、「同じことを、母と踊るときに感じる」とおっしゃった。フロアを歩いているときから自然に呼吸が合っていて、手を取ったときには同じ呼吸のタイミングにいる、と。そして、そこには独特の深い安心感がある、とも。

人生が始まる前の十か月、共に呼吸をしてきた二人は、大人になっても呼吸が合うのだなぁとしみじみする。

となると、やはり、母と子は特別のセットだ。母の胸に抱かれれば、同じ身体の一部になるのに、残念ながら父の胸に抱かれても、そこまでの安心感はないはず。イクメン全盛の二十一世紀日本だけれど、やっぱり育児の担《にな》い手は母親じゃなくちゃ、なんて思う私は古いのだろうか。

大きな息子の胸に抱かれながら、小さな息子を胸に抱いた日を愛しく思い、「こんな愉楽、夫に半分あげなくてよかった」と、私は思うのだけど。

金魚の愛、夫の愛

今朝、ワイドショーで、二匹の金魚の「心温まるものがたり」の画像を紹介していた。

その画像は、弱って水面まで上がれない黒いデメキンのお腹《なか》を、朱いフナキンが押し上げて、餌《えさ》を食べさせているものだった。縁日で同じ日に掬《すく》ってきた〝ふたり〟なのだそうだ。

デメキンは餌に反応するものの、水面に浮かぶ餌までたどり着けないのだ。最初は、餌を口に含んで、デメキンまで運んでみたフナキンだったが、なにせ餌が浮きあがってしまうので、やっぱりうまく食べられない。そこで、えいやっとデメキンの体を押し上げたのが始まりだという。

毎日、餌の時間に繰り返されるこの介護風景は、テレビクルーの撮影にも捉《とら》えられた。水族館の魚の専門家によれば、「金魚には群れる習性はあるが、仲間をかばうなどの行動はありえない」と困惑していた。

脳科学上も、魚のあの構造の脳に、他者への憐《あわれ》みのような気持ちが生じるとは思えない。「縁日の盥《たらい》から、たったふたりでここへ来て、それからずっと一緒に生きてきた」なんていう文脈記憶がキープされるとも思えない。なのに、まるで、そんな感情があるかのように必死にデメキンを押し上げるフナキン。まさに、奇跡である。

一点だけ、考察の余地がある。金魚には「群れるための拡張感覚」がある。群れ全体を、自分のからだの一部のように認識する、一斉に動くための神経系の機能。この拡張感覚をもって、フナキンは、デメキンを自分の一部と感じているのではないだろうか。つまり、「自分の一部」がしようとしてできないことを、なんとかフォローするる感覚なのだと思う。私たちの左手がし損ねたことを、右手がフォローするかのような。

そう考えれば、あの脳でも、介護はありえる。そこに、人が想像するような友情や愛はないのだが（右手は左手を愛してるわけじゃないから）、そこには、たしかに絆《きずな》がある。

男の愛は、金魚の絆に似ている。

空間認識力の高い男性脳の拡張感覚は、女性脳よりはるかに高く、バイクや車などのメカや道具を、自分の一部のように感じる。まるで神経がつながっているような感覚でバイクを操り、道具を使う。そう、金魚たちのそれである。そうして、どうも、長く暮らした女性を、その能力を使って、自分の一部のように感じてしまうようなのだ。

自分の右手をわざわざ褒《ほ》めないように、男たちは妻を褒め続けたりしない。自分の右手に「愛してるよ」と言わないように、男たちは妻に愛を伝え続けない。

拡張感覚の低い女性脳（女性はその能力のほぼすべてを子どものために使う）は、ことばの絆を欲しがるのだが、男にはなかなかそれがわからない。もちろん、女がそれを欲しがるから言ってあげる、という優しい男子はいるけどね。

あるとき、知人が、結婚三年目の妻を「いのちより大事な○○さん」と表現したことがあり、私は、この人が妻に対して一体感がないことにびっくりしてしまった。一体感のある相手に、普通、脳はこのことばを弾《はじ》きだしてこない。ふたりの結婚生活を案じた私だったが、そのセリフを聞いた他の人たちは「奥さんを愛してるのねぇ」と感心していた。う〜ん、そこは違う、彼が男性脳の持ち主ならば。

健全なカップルは、男性の拡張感覚のおかげで、彼の一部になってしまうために、褒めことばや愛のことばがなくなってしまう。「美味《おい》しいと言ってくれない」「オシャレをしても気づいてもくれない」と嘆く女性の皆さま、彼の一部になってしまったことを誇りに思おう。

女は、褒められたり、癒《いや》しのことばをもらったりしながら生きていくことを「愛の日々」だと思っている。なのに、男は、慣れ親しんだ女を、自分のからだの一部のように感じてしまうから、わざわざことばをかけようとはしなくなってしまうし、先立たれたら、からだの大事な一部をなくしたかのように、弱って死んでしまうのである。

どちらの愛が深いのだろうか。

脳科学的にも人工知能論的にも、答えは、男性脳のそれ、である。女の愛は、人工知能で「ふり」ができるが、男の愛は、人工知能では実現しようがない。

機械は心を持ちうるか　その1

かつて、第二次世界大戦の頃のイギリスに、アラン・チューリングという数学者がいた。二〇一五年に封切られた『イミテーション・ゲーム〜エニグマと天才数学者の秘密』という映画で、彼のことを知った人も多いかもしれない。

人類の至宝とも言うべき天才で、国を救ったヒーローなのだが、その偉業が暗号解読という軍事機密の中にあったことと、一般の人には理解できないほどの圧倒的な天才であったこと、さらには同性愛者だったこともあり、彼の業績は不当に扱われた。

しかし、不遇の中にも、チューリングは、コンピュータの基礎を築きあげる。彼が編み出した、プログラム内蔵式と呼ばれるコンピュータの仕組み（現在のコンピュータもこの方式で動いている）は、同時期に同様の功績を遺《のこ》したフォン・ノイマンの名で世に知られているが、このコンピュータの歴史のはじまりには、チューリング独自の発明も大きく寄与している。

チューリングは、また、人工知能の父とも呼ばれている。

プログラム内蔵式のコンピュータがやっと実現した一九五〇年代、チューリングは、これが人間の知性を表現できる可能性を孕《はら》んでいることをいちはやく世に知らしめた。チェスのプログラムを開発し、人間対コンピュータのチェスの試合に挑んでみせたのだ。当時のコンピュータでは計算能力が追い付かなかったため、手計算でシミュレーションしながら、試合を進めた。チェス自慢の同僚には負けたが、別の同僚の妻には勝ったという。

人工知能が、チェスの世界チャンピオンに勝利したのは、一九九七年のことである。囲碁のそれは昨年、二〇一六年のこと。七十年前、チューリングが拓《ひら》いた未来は、今まさに輝かしい花を咲かせているのだ。

チューリングは、「機械は知性を持ちうるか」という命題に対し、ある回答を示した。それは、「人間の質問者に対し、画面を介して、人間の回答者と機械がそれぞれ答える。人間の質問者が、その二つの〝回答者〟のどちらが人間か区別がつかないとき、その機械は知性を持つものとする」とする定義で、チューリングテストと呼ばれている。

機械がまだ、実直な数式演算しかできなかった時代に、チューリングは高らかに宣言したのだ。機械は知性を持ちうる、と。そして、機械の知性とは、「人間によって、人間らしく感じられれば合格とする」という、非常にアナログな定義だったのだ。

観察者の主観を真偽の判定に使ったこの定義は、究極の客観性を旨《むね》とする科学の領域においては非常に挑発的で、世界中に論争が巻き起こった。二十一世紀の今も話題に上るくらいだ。

しかし、私はその定義に賛成の一票を投じるし、これを「科学が主観の領域に足を踏み入れた、最初の一歩」として、尊く、愛《いと》おしくさえ思っている。

脳の研究をしていて、気づいたことがあった。知性とは、それを感じる人の脳の中にあるものだ。外界の何かに触発されて、脳の中に構築されるもの、それが知であり、知を生みだす能力こそが知性だからだ。

人は、幼子の発したほんの短いことばに、人生の真髄を教わることがある。野に咲く花に哲学的な意味を見出《みいだ》すこともあれば、屋上に続く階段の風景が数学的なイメージを触発することだってある。

したがって、知性とは、刺激を与えられた者の主観の中に成るもので、与える者が備えた客観的な何かではないのである。知性を持つ者が、客観性の高い知識としてそれを表すことがあっても、それ単体では知性とは言えない。なぜなら、秀逸な知性の表現であっても、受け取る側に感性がなければ、なんら意味がないからだ。

つまりね、「あなたは知性的なひと」というほめことばは、知的な発言をした人ではなく、それを受けとめて知性を感じた側に捧《ささ》げられるべきものなのである。知性は、感じる側の中に成るもの。ならば、主観で判定する以外にない。機械が、それに触れる人間の脳に、十分な知性を感じさせるならば、それは知性を持ったと言っていい。

ということは、何をもって人工知能（知性を持つ機械）と呼ぶかは、人によって違っていいのである。人工知能に呑《の》み込まれることを想像するとうんざりするけれど、「何が人工知能かは自分が決める」と思ったら、ちょっと気が軽くなりませんか。

さて、二十一世紀、機械はいかんなく知性を発揮している。携帯電話や車を考えてみれば、それは明らかだ。「機械は知性を持ちうるか」という命題には、既に、現実の答えが出ているのである。しかし、人類は新たな命題を抱えている。それは、「機械は心を持ちうるか」。このテーマについては、次章で語ろうと思う。

機械は心を持ちうるか　その2

アンドロイド、すなわち疑似人間型のロボットが研究室で作られつつある。

私はこれに、強くNOを言いたい。

機械を、愛しい生き物の姿にしてはいけない。これは、人類が死守すべき、モラルの一線だと、私は思う。

日本はアンドロイドを作りたがる国、と言われている。

原因は、おそらく、鉄腕アトムのおかげ。三十五年前、人工知能研究が始まったその頃、「鉄腕アトムを作りたい」と公然と言う先輩の人工知能研究者は多かった。少年時代に心躍らせたSF漫画の影響は深い。

けれど、鉄腕アトム……本当に嬉《うれ》しい？　私は、先輩研究者の「鉄腕アトムを作りたい」発言を聞いたとき、我が家のリビングに「彼」がやってきて、私の幼い息子の脇に座ることを想像して、ぞっとした。だって、十万馬力の戦闘マシンなのだよ？　しかも原子力。なのに、大きな瞳《ひとみ》をぱちぱちさせて、かわいい子どもの声でしゃべるのだ。

以前、製造業の現場にいたとき、こんな試みを目にしたことがある。人とロボットアーム（強い圧力をかけたり、高い温度を発するような作業をする腕型のロボット）が混在する生産ラインで、人のストレスを軽減しようと、鉄骨むき出しの無骨なアームを優しい色のなめらかなラインのカバーで覆《おお》った。見た目は、安らげる風景に変わった。なのに、人の作業が遅れるのである。鉄骨の際にはなかった、「神経系が緊張する」ことによる〇・六秒が生じてしまうのだ。生産ラインは予定通りの成果を出せず、ラインについた工員は、余計に疲労感を覚える。この試みでわかったことは、人は、危険なものは危険なかたちをしていたほうが安心する、ということであった。

危険なロボットが、かわいい少年の態《てい》をしていては、周囲の人間の神経系が危ない。鉄腕アトムは、静かに人の意識を蝕《むしば》むに違いない。

遠来の友と食事をして会話に興じ、ホテルに送り届けたとき、あなたは、自然に「ゆっくり、休んでね」と言わないだろうか？

「ゆっくり」も「やすんで」も、ヤ行音で始まることばだ。ヤ行音は、二重母音で出す音韻。イアを一拍で発音するとヤ、イウを一拍で発音するとユ、イオを一拍で発音するとヨになる。イは、舌を鋭く緊張させる音で、アはそれを緩めて開放感をもたらし、ウは緩めて受けとめる感じを、ヨは緩めて包み込む感じを作りだす。つまり、ヤユヨは、舌の筋肉が緊張から緩和へ向かう、癒しの感覚をもたらす音韻たちなのである。

また、舌を揺らすことで音を作るヤ行音は、筋肉運動が始まってから、実際の音の発現までに最も時間がかかる音でもある。K（くっ）やS（すっ）やT（つっ）などと比べてみればよくわかる。

このため、ヤ行音を発音した私たちのからだには、体感として「長い時間と癒し」がもたらされるのだ。私たちは、その感覚を他者にプレゼントするために、ことばを発するのである。

ことばを受け止めた者は、ことばを発した者の口腔《こうくう》周辺の筋肉の動きを潜在意識で感じとっているのがわかっている（私たちの脳には、ミラーニューロン＝鏡の脳細胞と呼ばれる脳細胞があって、人の表情筋を鏡に映すように写し取るのである）。それだけじゃない。脳の感性の微細さから言えば、温かい息の存在や、血液の脈動までをも、潜在意識は受け取っているはずだ。

私たちは、自らの中にある癒しを、たいせつなひとにあげる。これが、心を込めるということである。

そのうえ、この感覚のベースは、母親のお腹の中にいるとき、ことばを発するときの母親の横隔膜や腹筋の動きや、心臓の鼓動や血液の脈動、息の音によって、獲得しているのである。

我が家の猫は、私が扁桃腺《へんとうせん》を腫《は》らして寝ていると、私の喉《のど》に自分の喉を重ねてごろごろと鳴らしてくれる。猫のごろごろは、免疫《めんえき》力を上げる効果があるそうで、弱った仲間にもしてやるそうだ。彼女は、彼女の中にある癒しを、私に与えようとしてくれる。猫にはことばがないが、心はあるのである。

しかし、ことばはそつなくしゃべっても、アンドロイドには心はない。温かい息もなく、血液の脈動もなく、しなやかな筋肉も持たないものに、心なんてないのである。母胎の中で育《はぐく》まれなかったもののことばには、心を込めることはできない。

機械は、心を持ちうるか。この命題の答えは、はっきりとNOである。後世の人類に、伝えなくてはいけない真理である。

祈りの科学

息子が、ネパールへの一人旅に出かけて行った。

修士論文の最終提出を終えたその日に「明日からネパールへ行ってくる」と言いだして、インターネットでさっさとチケットを買って、翌日早朝に家を出た。ヒマラヤを見に行くのだという。ヒマラヤは高すぎて、それを見るためにも山に登らなくてはならない。その山登りをバイクでするので、ヘルメットとスポーツバッグ一個だけを持って、軽々と、飄々《ひょうひょう》と。

男の子というのは、ハイハイをし始めたその日から、母親の心の範囲をずんずん超えて、遠くへ行ってしまう生き物だ。落ちそうになったり、ぶつかりそうになったり、見失いそうになったり、いつもひやひやしながら、彼を育ててきたような気がする。その果てに、バイクで、ヒマラヤの見える峠越えですって!? インターネットでおそるおそる検索したら、バイク乗りたちが投稿したネパールの山道は、ぞっとするほど深い谷と共にあった。砂利道でところどころに水たまりがあり、当然ガードレールはない。水たまりにタイヤを取られて転倒したら、谷に向かってまっさかさまである。まったく。

しかし、空の青さは半端《はんぱ》ない。その心にしみる青を見て、私は観念した。この風景は、きっと彼の心象風景となって、生涯にわたって彼を照らすだろう。こりゃ、しょうがない。

こんなとき、母にできることは、パスポートを更新して（何かあったときに駆けつけるために）、後は思うことだけだ。こういう息子を持つと、長年の間に、母親のほうも肝が据わる。

その、思うこと。

私は、「思い」の効果を科学的に把握しているので、かなり計画的に「思う」を遂行した。

ヒトの脳は、遠く離れた脳とも連携する。

二〇〇四年ごろだったと思う、東大の研究グループが興味深い研究成果を発表した。以心伝心が起こるとき、遠隔地の二つの脳が40Hzの整数倍の周波数で連動していることがわかった、というのだ。

それに三十年ほど先んじて、東京医科歯科大学の角田忠信《つのだただのぶ》先生のもとでは、ヒトの脳が40Hzの整数倍の周波数の情報に、特別な反応をすることがわかっていた。なぜ、40Hzの整数倍の情報にすべての脳が反応するのか、長らく解けない謎《なぞ》だったのだが、遠隔地の脳と連携するためのチャネルだったのである。

つまり、思いは、遠隔地まで届く。

しかも、脳の構造から言えば、感性の回路が似ている相手ほど、その思念伝達は起こりやすい。双子や、意気投合できる友、同じことに意識を集中している同カテゴリの研究者同士などの間では、きっと思念連携は起こりやすいはず。そして、脳の創生期に十か月も一つの生体として機能した母と子は、その最たるセットに違いない。

脳の神経信号は、化学的な反応で起こる電気信号である。それは、素粒子レベルに突き詰めれば、量子波動ということになる。量子波動は、時空を超える。したがって、物理学的にも、遠隔地の脳の連動は、それほど不思議なことじゃない。

だから私は、「静謐《せいひつ》な平常心」を息子に届けようと思い、彼が高地にいる間、ときおり瞑想《めいそう》をして、瞑想の終わりに彼を思った。あれこれ心配するわけじゃない。不安感を届けても、何らアシストにならないからだ。それどころが、「崖《がけ》から落ちるイメージ」が届けば、彼を崖から落とすかもしれない。必要なのは、静かな集中と広い展望。それを私の脳に起こしておけば、彼を守ってあげられる。

大切に思うひとたちに届くのなら、私の脳は静謐でなければならない。邪悪だったり、イラついてはいられない。何せ、冒険心あふれる息子を持っているので、かなり切羽つまった平常心確保なのである。

息子は、幼いころから驚くほど穏やかな集中力の持ち主なので、彼から私にも静謐な思念が届くことがあるのだろう。また、「思い」はピンポイント通信ではないので、似たような脳の持ち主で、その波動を必要とする人には、私たちの思念が届いているのかもしれない。「思い」は、同傾向の脳の間で増幅し合うもののようである。

そんな話を、クリスチャンの友だちにしたら、「それが、私たちの〝祈り〟なのよ」と微笑《ほほえ》んだ。「私たちは、ただ祈る。それが大切なひとや、まだ見ぬ同胞をも守ると信じて」

その宗教的な確信に、科学的な根拠があることに、彼女は歓喜してくれた。私自身は、世界中の宗教の共通項が「祈り」「念じる」ことであることに思い至り、深い感慨を覚えた。脳は、答を知っている。脳科学に触れていると、何度も思う真実である。

女の誠実、男の不実

私はあらゆるところで、「女性脳には、共感が不可欠」と言い続けてきた。けれど、男たちは、やっぱり抵抗する。共感できないことに、軽々しく「そうそう」なんて言えない、と。

先日、関ジャニ∞の村上信五さんと、ジャニーズWESTの桐山照史《きりやまあきと》さん、中間淳太《じゅんた》さんのラジオ番組に呼ばれたときも、そんな話になった。

私の出演直前のコーナーで、リスナーの投書から「女はなんでも共感してもらいたがる。共感しないと不機嫌になるけど、そうそう共感できるもんじゃない」と盛り上がったのだそう。

私は、ふと思いついて、「女性は、共感さえしてくれれば、まったく別の選択をしても、いっこうにかまわないのよ、それ、知ってた？」と質問してみた。

たとえば、ファミレスでパフェを食べることになったとき。ある女子が「やっぱ、マンゴーじゃない？　今しか食べられないし……マンゴーに決まりよね」と言ったとする。それに対して、傍らの女子が「わかるわかる～、今頃のマンゴー、美味しいのよね。あの、まったり感（うっとり）……でも、私、チョコにする♪」と返すのは、よくあることだ。つまり、盛大に共感したのに、あっさりと別の選択をする。

「マンゴーに決まり」と言った女子もいっこうに気にせず、「だよね～、あやちゃん、チョコ好きだもんね～。ここのチョコパフェは最高だもん」と楽しそうに共感しつつ、自分はあくまでもマンゴーパフェを注文。

激しく共感し合いながら、あくまでも自分のイチオシを譲らない女同士の会話は、女性ならば何ら不思議ではないのだが、男性には理解できないらしい。

男子は、ここまで同意した以上、マンゴーを選択しないのはあり得ない。不誠実な気がしてしまうのである。男子が別の選択をするときは、相手の提案を無視するか、否定をする。「マンゴーに決まり」と言われても、「あーおれは、チョコパフェ」と返すか、「マンゴーは生クリームと合わないんだよね～、やっぱチョコでしょ」というふうに。

しかし、この返答、女子にはあまりにも冷たすぎる。別の選択をする以上、せめて、気持ちにだけでも「わかる」と言ってくれたらいいのに、と、女子は悲しくなるのである。

この違いは、客観と主観の違いである。

男性は、好き嫌いの話にも、脳の客観の領域を使う。このため、「これしかない」と言ったら、「万人にとって（少なくともここにいるメンバー全員にとって）これしかない賢い選択である」という意味である。この主張に強く共感しておいて、違う選択をするというのは、かなり不誠実な感じがする。

これに対して、女性は、主観で好き嫌いの話をする。なので、「一番」と言ったら「私の一番」のこと。「これしかないよね」と言っても、「私にとって、これしかない。あなたにとっても、そうなら嬉しい」というほどの意味なのである。

だから、共感してくれた相手が、自分のイチオシを選ばなくても、それほど不誠実には感じない。「それでも違う方を選ぶほど、そっちが好きなのね。そりゃ、仕方ないわ」という気持ちにさえなる。

「別選択をするからこそ、ちゃんと相手の意見を否定したり、無視したりする」男性脳の誠実さに対し、「別選択をするからこそ、相手の提案にデリケートに共感する」女性脳の誠実さ。男女の誠実さは、まったく正反対の所作になってしまうのである。

ただし、究極の客観は、主観をも包含する。上質の客観脳の持ち主は、「他者の主観」にも寛大なのだ。理系の男子は、一見頭が固そうに見えるけど、案外このタイプが多い。

我が家の理系息子も、これを外さない。私の提案を採択しないときには、必ず「あ～、ハハ的には、そうだよね。よ～く、わかる。でもね」をつけてくれるのだ。女ごころとは不思議なもので、この慣用句がついていたら、自分の意見が通らないことはあまり気にならない。

というわけで、「共感しても、必ずしも言いなりにならなくてもいい」とわかれば、気楽に共感できるでしょ？

ラジオ番組では、出演者の皆さんのみならず、裏方のスタッフまでもが、この対話の秘密に盛り上がってくれた。

もちろん、これは選択の余地がある場合に限る。「糖尿病なのに、饅頭《まんじゅう》一個はダメでしょ」という妻のダメ出しに対して、「あ～わかるわかる。でも食べる」は当然ありえない。

二十五歳年上の妻

五月、フランスに史上最年少の大統領が誕生した。三十九歳の「中道の貴公子」、エマニュエル・マクロンである。

アメリカでは「世界のジャイアン」トランプ大統領がしたい放題、イギリスはEU脱退という強いポピュリズムの流れの中、ル・ペンという極右のスターを配しながら、フランスは中道にとどまった。さすがフランス、やっぱり世界の真ん中、という感じのする大統領選だった。

マクロン氏は、エリートでありながら、ブルジョアではない。夫妻のファッションは、高級ブランドからの貸与、演説で六〜七万円の地元テイラーのスーツを着こなす感覚は絶妙だ。政治だけではなく、そのファッションや立ち居振る舞いの演出の見事さで、富裕層にも信頼され、労働者層にも好感度が高い。

そのマクロン氏を創《つく》ったのが、二十五歳年上の妻、ブリジットなのである。

私の出身大学は奈良女子大学だが、その同窓会の東京支部では、チャーチルの研究で有名な河合秀和先生を迎えて、月一回、政治学のゼミをしている。六十代を中心に女性二十数人が、毎月、世界政治を学ぶのだが、この四月と五月のテーマは、フランス大統領選だった。四月のゼミで河合教授が予想した通りの展開となり、五月半ばにマクロン大統領が誕生した。

五月のゼミで大統領選の振り返りをした後、ふと教授が、「皆さんは、マクロンの奥さんが六十四歳なのが気になるでしょう？」とにっこり。どんぴしゃ世代の私たちは、歓声をあげずにはいられない。

「日本のマスコミは年齢のことばかり言うけど、マクロンの奥さんは、高校の演劇の教師だったでしょ？　本当は、そこが重要なんです」と教えてくださった。

曰く、フランスのブルジョア階級では、子どもに最初につける家庭教師は、詩の先生と、演劇の先生だという。ヨーロッパの知識階級は詩の引用を多くするので、詩の知識がないと会話についていけない。イギリスでも、それなりの家庭では、五歳になると詩の勉強を始めるのだそうだ。フランスではそれに演劇の指導者が加わる。その階級にふさわしい立ち居振る舞い、装《よそお》い方などを、演劇メソッドとして学ぶのである。ブルジョアの家に生まれなくても、経営者になるときは、演劇の指導者を呼んで、その立場にふさわしい立ち居振る舞いを学ぶ。

マクロンの通ったハイスクールはエリート校なので、演劇の先生の地位は高い。単なる部活の顧問じゃないのである。やがてエリートになる青年たちに、エリートとしてふさわしいすべてをディレクションする。いわば、人生のプロデューサーなのである。

その女性に、マクロンは夢中になった。もちろん、ブリジットの女性としての魅力もあったのだろうけれど、きっとそれだけじゃない。上昇志向の強いマクロンは、自分のすべてをゆだねられる彼女の知性とセンスに惚《ほ》れこんだのに違いない。

ブリジットの方も、インタビューで「十六歳のマクロンの知性と美貌《びぼう》に惚れこんだ」と語っている。ブリジットは、エリートを創生する術《すべ》を知っているやり手のプロデューサーだ。芸術家が稀有《けう》な素材を手に入れたかのような、そんな興奮を得たに違いない。

ふたりの縁は、単なるロマンスに留まらず、稀有な才能と向上心を持つ美貌の青年と、その才能の活《い》かし方を知っている大人の女性の強い縁だったのである。

当初、二〇一七年の大統領選は、マクロンには早いと言われた。自分の政党も固まっておらず、三十代でもある。しかし、ブリジットが「次の選挙では、私の顔が持たない。しわくちゃになっちゃうわ」と背中を押したと言われている。なかなかオシャレなエピソードだ。

フランス人たちは、「マクロンは、ブリジットの作品だよ」と一様に口にする。「二十五歳年上の女房、うへぇ」という反応は皆無だ。成熟した国なのだ。

それにしても、経営者の勉強に「演劇の先生」とは驚いた。脳科学上も、立ち居振る舞いや、話し始めの間の取り方ひとつで、信頼性が大きく変わってしまうことはわかっている。なのに、「正直」好きの日本人は、リーダーとしてふさわしい態度は、自然に滲《にじ》みでるべきだと信じている節がある。

でもね、脳は入力からも変えられる。リーダーにふさわしい歩き方や話し方をしていれば、やがて脳もそうなってくる。エリート高校生に立ち居振る舞いの指導をする……次世代を世界で活躍させるには、この辺りから考えないといけないのかもしれない。

人工知能は、天使か悪魔か　その1

講演や取材の度に、必ず質問されるのが、シンギュラリティ問題だ。

シンギュラリティ（Singularity）とは特異点のこと。人工知能のシンギュラリティとは、「人工知能の能力が人類の能力を超え、人工知能の進化が、人類にとって制御不能になってしまう点」をいう。こうなると人類は、今までとはまったくちがう世界観で生きていくことになり、不連続の未来を迎えることになる。つまり、ここまでの経験から未来を予測することはもう不可能になってしまうことになる。

この概念は、予定調和で動いているビジネス社会を戦々恐々とさせているようだ。たとえば、経済人にとっては、「世界観の不連続」は、かなり怖《おそ》ろしいことに違いない。貨幣価値なんて、そもそも幻だものね。未来が永遠に連続していることを暗黙の約束に成り立っている概念世界だから。

私は、ＡＩシンギュラリティのことを聞かれたら、「気にしないでいい」と答えている。なぜならば、人工知能の能力は既に人類を超えているし、「人々の制御を超えて技術革新がなされる、世界観を不連続にする技術シンギュラリティ」なら、インターネットの登場によって、既にもう迎えている。なにも、今さら、あわてることでもない。

ITのプロであっても、もう、インターネット世界で起こることは完全に把握することはできない。一つ一つは人間の手でなされている行為であっても、それが世界で多重に連携してしまうと、とんでもないことになる。インターネットに乗せてしまった情報は完全に消すことはできないし、当事者の意図を超えた情報の再構成がなされ、事実とは違った世界観が描かれ、個人を排除し、会社をもつぶす。

インターネットが登場するまでの時代に、大人が、自分が使う道具の「総体」を知らないで使うことなんかあっただろうか。今や、多くの人が、携帯電話やパソコンが本当は何をしているかをあまり知らずに使っている。一方で、フェイスブックやグーグルは、ぞっとするほどこちらの情報を知っている。

もうこの世には、プライバシーなんて存在しない。人は公明正大に生きるしかなくなってしまった。私的なメール一つでさえ、いつ流出するかもしれないのだもの。下卑た発言や、ちょっとしたいじわるや、だらしない愚痴も、いつ流出してもおかしくない。しかも、文脈から外されて流出するので、人の尊厳を大きく傷つける。その場の雰囲気の中では、くすりと笑って許されたような皮肉が、心根の低さの象徴のように受け取られたりするのだ。

このため、人々は現実世界の人格とは別に、「ネット人格」を持つことになってしまった。ネット人格を飾るために、フェイスブックやインスタグラムで、美しく楽しく生きる写真を掲載するのに必死になってしまう人たちも現れる。

インターネット出現の前と後では、完全に世界は不連続になってしまった。しかし、世界は今日も回っているし、五十代以上の古い世代も、ちゃんとついていっている。古い世代には「技術全容がつかめない、半信半疑のインターネット社会」なのだが、それでいいのである。新しい世代にだって、技術全容がつかめているわけじゃない。今という時代は、既に「技術全容がつかめない、制御不能の社会」に入ってしまっているのだから。

というわけで、今さら、全容がつかめない技術のうちの「人の行為」のいくつかが「人工知能の行為」にとってかわられたって多くの人が気づかないし、混沌《こんとん》ぶりも変わりはしない。

そもそも、機械は、「重いものを持つ」「速く走る」という能力において、十九世紀のうちに人類を超えている。二十世紀の前半には、「すばやく正しく計算する」「大量の情報を正しく記憶する」という知能において、人類を超えていた。二十一世紀に入り、いくばくかの推論が可能になり、知的な情報検索をしてくれるようになった。ここに、いくばくかの発想力や臨機応変力が加わったって、今さら脅威に感じることはない。

ここ二世紀ほどの間に、人類は、「重いものを持ったり、運んだりする」重労働から解放され、「計算する、記憶する」というストレス労働からも解放された。もうすぐ、「膨大な荷物の宅配」や「夜間の介護」や「炎天下の道路工事」などからも解放されるだろう。

人工知能の進化は、人類にとっては朗報である。私は、技術革新という点においては「天使」だと思っている。ただ、意外なところで「悪魔」になる瞬間もある。次章は、そんな話を。

人工知能は、天使か悪魔か　その２

人工知能に仕事を奪われる。

そのことを憂《うれ》える人もいる。

人工知能とＩｏＴ（Internet of Things）の組合せは、確かに、人の仕事のいくばくかを奪っていく。それ自体は間違いないし、もう既に始まっている。ここ十年で、人の働き方は大きく様相を変えるだろう。しかし、そう心配することもないと、私は思っている。

最近、私の通うスーパー三店が、一斉に自動支払機を導入した。レジ脇《わき》に支払機が置いてあり、かごの中の商品のチェックは従来通り人が行なうのだが、支払いだけ機械相手に行う。ポイントカードに加え、クレジットカードや交通系カードなどの支払い併用ができる今、支払いはけっこう煩雑《はんざつ》な作業になっている。これを機械に任せれば、レジの処理能力がおそらく一・三倍にはなると思う。ということは、人員が三割削減できるということだ。労働者の立場から言えば、レジ打ちパートの募集が三割減ることになる。

しかし、そのうちの一店に、一つだけ人間が精算まで行うレジがあるのだ。つまり、従来型のレジである。私は、自動支払機が嫌いなので、そのレジを狙《ねら》うのだが、そのレジはいつも列が長い。ちょっと待っても、やっぱり人の手でお釣りを渡してもらいたい、という人はけっこういるのだなぁと、しみじみしてしまう。夕方のレジは一秒でも早い方がありがたいと思っていたのに、人が最後まで対応してくれるレジのためなら、三人多くても並んでしまう。それほど、金属のトレイにじゃらじゃらと転がり出てくる小銭を拾うのはうら寂しい。

自動支払機に慣れてくると、逆に、コンビニなどで人がお釣りを渡してくれるときに、ちょっと嬉しくなったりもする。ポケットティッシュのような雑貨品は行きつけのスーパーで買った方が安いのに、最近、私は、あえてコンビニや、まだ人の手で精算をさせてくれるドラッグストアで買うことも多くなった。ドラッグストアに売っていないものだけをスーパーで買う消費スタイルへの変更である。その結果、スーパーの売り上げは、私個人の消費に関して言えば、確実に三割減っている。私のように自覚している人は少なくても、「自然に、無意識のうちに」そうなる人も多くいるはずだ。人件費を三割減らしたのに、売り上げが三割減ってしまっては、元も子もなくない？

これは、かなり興味深いことである。なぜなら、今まで、当たり前だと思っていた「人の手によるお釣り渡し」に新たな価値が生まれたことになるからだ。ほどなく、トレイにかごを載せただけで合計金額が出て支払いも自動でできる全自動レジも登場してくるはずである。買い物のうら寂しさは進むばかりだ。そうなってくると、人《ひと》レジは価値化される。人レジが一部でもあるスーパーは売り上げが落ちない。人レジは、その店のホスピタリティ・スポットになるに違いない。そこに人がいてくれるだけで、なんとなく消費者が安心する、という「店舗の要《かなめ》」になるのである。人レジに立つ人への注目度と期待度が上がるので、「レジ打ち」という職種は地位が上がることになる。レジ打ちさんは、その店の顔になるからだ。レジ打ちの時間単価が上がり、人当たりが良くて手際《てぎわ》がいいレジ打ちさんには、ヘッドハンティングがかかるかもしれない。

そう、これこそが、人工知能時代に起こりうる、「人《ひと》作業の付加価値が上がる」現象である。

そんなにうまく行くの？　と思われるかもしれないが、そこまでじゃなくても案外うまく行く、というのが私の答えだ。サービスが自動化されてくると、人の手で行われていることがどんなにありがたいかは身に染《し》みてくる。想像しただけじゃわからない不思議な温かさがそこにはある。

それほど、人が心を込める、という動作にはパワーがあるのである。私たちの脳は、潜在意識下で百万分の一秒を感知し、フォトン（光子＝光の粒）一つにも反応する。想像を絶する精度で、周囲を認知しているのである。おそらく、目の前の人の鼓動や血液の脈動、呼吸のリズムなどを感知している。複数の人間の脳波が連動する現象も確かめられているので、相手の脳波をキャッチすることもあるに違いない。さらに相手の表情筋をくまなく感知することもわかっている。私たちは、目の前にいる生命体の生命情報を感知し、その脳が「間違いなくお釣りを渡そうと、心を込めている」ことを知るのである。

その「無意識のうちに感知する生命情報」が、私たちの脳に安心感を与えてくれるのだ。ことばがなくても通じるものが生命体同士にはある。たとえ相手が、愛犬や愛猫《あいびょう》であっても。なんと植物でも。

その安心が人工知能にはない。だから、人工知能に、愛《いと》しいもののふりをさせてはいけないのである。心を込めるしぐさをして、こころをこめた口を利《き》くのに、生命情報がないというおぞましさ。それは、人の心を完全に蝕む。

人工知能は天使か悪魔か。人工知能は、人類にとってストレスの高い作業を代替してくれる天使だが、愛しいもののふりをさせたとき、人工知能は悪魔に変わる。「愛しいロボットを作らない」ことこそが、人工知能開発者が越えてはならない一線なのである。

それともう一つ。人工知能は、若い人たちの学習機会を奪う。人工知能が得意とするのは、N個の事例から類型を見出し、N＋1番目を創りだすという行為だ。人工知能の学習では、あえて失敗も重ねさせる。実は、この作業は、二十八歳までの若者に不可欠な作業なのである。若者は、たくさんの事例を与えられ、失敗に泣きながら、脳の中に類型を創りだすことによってプロになっていく。人工知能は、中年のベテランにとっては、とても役に立つ部下になるが、これに甘んじてしまうと、次世代の人材を育てられない。人類をスポイルして、能力を奪うという意味でも、人工知能は悪魔になりうる。事業経営者には、あえて人工知能を導入しない、という英断も必要になる。

愛しいから、人の心を蝕む。役に立つから、人類の未来を奪う。人工知能普及の決め手となるその二つのポイントこそが、人類が用心しなければいけない悪魔ポイントなのである。人工知能メーカーは、心してかからなければいけない。メーカーが一線を越えたときは、ユーザがNOと言ってほしい。

祈りの科学、ふたたび

キリスト教でもイスラム教でも仏教でも神道《しんとう》でも、祈りのポーズは、手のひらを合わせて、視線を落とす。

このポーズに科学的な意味があることを、先日、あらためて思い知った。

私は、ボールルームダンス（ワルツやタンゴのような、男女が組んで踊るヨーロッパ宮廷由来のダンス）を四十年近く踊っている。女性は、左腕は曲げて男性の腕の上に載せ、右腕は伸ばして男性の手を握る。そんな左右非対称のポーズをとりながら、体幹はしっかり中心に保たなければならない。体幹軸が真ん中でなければ（首幅の中に回転軸が収まる状態でなければ）、高速回転に耐えたり、大きく背中をそらすポーズを取れないので。

しかし、これが存外難しい。身体バランスは左右対称にするべきなのに、非対称のポーズを取っているからだ。身体の左側が男性に拘束されているので、私自身は、男性にもっと身体を合わせようとして、無意識のうちに左側に身体を回旋させる癖がある。初心者の女性は、逆に、男性の拘束から逃れようとして、右に回旋する場合が多い。

こうして、身体を少し左に回旋させた状態で、週に四回、一回一時間のレッスンをしているので、この痕跡《こんせき》が身体に残るのだろう。4スタンス理論で有名な廣戸《ひろと》聡一先生のもとで定期的に身体のメンテナンスをしてもらっているのだが、「左に回旋している身体」を治すことが、毎回のテーマなのである。

とはいえ、ダンスの組み始めに「まっすぐ」を意識しても、なかなかそうはなれない。左回旋を回避するために、右回旋をかけるのもまた違うからだ。それもまた別の「アンバランス」になってしまう。体幹バランスのとれた状態というのは、「どこにも余計な力がかかっていない、ニュートラルな状態」。このため、身体のどこかをどうにかしよう、と考えた時点でアウト。永遠にバランスが取れない。

ところが昨日、廣戸先生が素敵な解決策をくださった。「組む直前に、胸の前で手のひらを合わせてみて」

優しい祈りのポーズを取りながら、男子に近づく。男子のふところに入る前に、鼻の位置くらいまでに両手を上げ、自然に左右に開いて降ろしながら、左腕は曲げ、右腕は伸ばして定位置に着く。

すると、あ〜ら不思議、ただそれだけのことなのに、レッスンの間中、首が身体の回転の中心から外れない。いきなり周囲に「体幹がしっかりしてる」と褒《ほ》められる。

しかも、静止した状態の組んだポーズは、従来とそう変わって見えないのである。すなわち、体幹の制御は、かたちじゃなく「動きのものがたり」にある。「あごを引いて」「左手は、こう」なんて、身体のかたちをいじくりまわしても、真理からは離れるばかりだ。

アプローチの前に、祈りのポーズから始める。このことは、あらゆる競技にも効用がある。ゴルフの前にも、陸上競技の前にも試してみてほしい。剣道なら、面をつける前に行うといい。バレーやサッカーのような長い時間をかけて行う競技でも、その日のウォーミングアップの前に一回祈りのポーズをしておくと、それだけで試合中の効果が期待できる。

体幹バランスは、脳がしばらく記憶する。一度しっかりと黄金バランスが取れれば、その所作（競技）を続ける間くらいは、ゆるやかに効果がある。また、ここ一番であらためて祈りのポーズを取ることも、さらなる効果があると思う。ラグビーの五郎丸選手のように。

手のひらを優しく合わせる祈りのポーズの特徴は、肩甲骨《けんこうこつ》とあばら骨の無駄な緊張が取れると共に、自然に、首が体幹のまんなかにすっぽり収まる点にある。肩甲骨とあばら骨が自由になるので、身体が柔軟になり、首が体幹の真ん中に据わるので、強い軸ができる。しなやかで、強い。すべてのアスリート（いや人類か）が憧《あこが》れる状態が、いとも簡単に作りだせることになるわけだ。

料理や掃除など、家事の前に祈りのポーズを取ってもいい。体幹がぶれにくいので、疲れにくくなるはず。お茶やお花、書道などの習い事でも、腕が上がるはず。一日の初めを祈りのポーズで始めれば、体幹バランスのいい所作の連鎖が起こるので、一日中の所作が変わる。世界中の宗教が、朝の礼拝を習慣にしていることには、深く明確な意味があったのだ。

朝、お線香を供えて、仏壇に手を合わせる。その所作が、祈り手を守る。それを教えてくれ、祈る気持ちを喚起してくれるのが、仏のおぼしめしであり、神の愛なのかもしれない。

奈良、二景

「Scusa」（スクーザ）という声を聞いたのは、奈良は東大寺の敷地脇の小道。古い民家が寄り添うように並ぶ、水路沿いの静かな界隈《かいわい》である。Scusa はイタリア語で「すみません」―の意で、人に声をかけるときに使う。

実は、その声を聞く少し前に、清掃車がやってきた。中から清掃員が降りてきて、民家の前のゴミ袋を一つ片付けたのだが、軽やかな身のこなしの彼は、なんとヨーロッパ系のイケメン。ユニフォームを着て、当たり前のように働いているので、私はびっくりして、しばし注目してしまった。

すると、東大寺のほうからやってきた、これまたヨーロッパ系の家族が、何の躊躇《ちゅうちょ》もなく、彼に Scusa と声をかけ、イタリア語で道を尋ね始めた。清掃局の彼は、にこやかに道を教え始める。それは、私にもよくわかる標準的なイタリア語で、彼のジェスチャーは、まさにイタリア人のもの。彼はイタリアーノだったのである。

ふたりの使う動詞から、彼らは知り合いではないのがわかった（イタリア語にも敬語表現があって、どちらもそれを使っていたので）。イタリア人はジェスチャーが独特なので、話しかける前に、互いに通じるものがあったのかもしれないが、それにしても、奈良のディープな裏道で、イタリア人同士がなんでもないことのようにイタリア語で対話するなんて……奈良も国際的になったものである。

一九七〇年代の終わりに、奈良女子大学に入学して、この地に四年間だけ住んでいた。イタリア人たちが立ち話をしていたT字路は、二月堂まで散歩した帰りに、よく通った道である。ひとっこ一人見かけない、静寂の路《みち》であった。イタリアーノの陽気な声が響き渡るなんて、想像だにしなかった。

二月堂へ上がるのは、決まって、徹夜で本を読んでしまった朝だった。高野悦子さんの『二十歳の原点』を読んだ翌朝も、私は、この路に降りてきた。「独りであること、未熟であること、これが私の二十歳の原点である」ということばで有名なこの本は、鉄道自殺した女子大学生の日記である。学生運動に身を投じ、恋に心震わせながら、生きることの意味を問い続けた二十歳の女性の独白は、私を眠らせてくれなかったのだ。

東大寺の土塀に、やわらかな日が射《さ》していた。その日、私自身も二十歳だった。独りであること、未熟であること――ふいにそのことばが蘇《よみがえ》り、胸を突かれ、私は、路にしゃがんで泣いた。それは、まさに、私自身のありようであった。

三十八年後、その路に、イタリア語がわかるマダムとして、ニューヨーク・ブランドのドレスを着て立っているなんて。しかも、この度の奈良行は、雑誌撮影のためである。自分が、文化人としてマスメディアに取り上げてもらう日がくるなんて、あの日の私が知ったら、心底びっくりするだろう。

高野さんも、生きればよかったのに。生きていてくれたら、よかったのに。

ヒトの脳の完成期は五十六歳。五十八歳の私は、成熟期の脳のゆるぎなさをわずかながら経験している。生きることの意味は、年を重ねれば、ことばではなく直感で、腹に落ちてくるものだったのだ。天下の孔子《こうし》でさえ「五十にして天命を知る」と言っている。

完成まで三十六年もある二十歳の脳が、未熟であることは、しごく当然だ。他人に与えられたものではない、その脳固有の世界観が出来上がるのは二十八歳。それまでの若者の脳は、世間となんとなく添えないような、ぎくしゃくした感覚の中にいる。学校や家族、友人の輪の中にいそびれてしまうと、深い孤独の淵《ふち》に沈むことになる。すなわち、脳科学上、誰もが、未熟で孤独な二十歳を生きるのである。

高野さんが、慟哭《どうこく》するほどの激しさで求めた、生きることの意味を、長く生きた私たちは静かに知る。若者は、生き延びなければいけない。

私が、奈良で一番好きな風景は、万燈籠《まんとうろう》である。

節分とお盆の晩、春日《かすが》大社の三千基にも及ぶ石灯籠に、ろうそくの火が灯される。春日大社の参道は、ゆるやかな上り坂で、優しいカーブを描く。途中で二手に分かれた道が、森を透かしてしまったかのように灯があるので、まるで、天の川の中に迷い込んでしまったかのような幻想的な風景なのだ。

その日は照明を使わないので、参道自体は暗い。大学最後の年、ひとりで参道を下りてきた私は、気づかずに、前からやってきた六十代と思《おぼ》しきご夫婦の間に割って入ってしまった。「ごめんなさい！」とあやまりながら半身《はんみ》ですり抜けると、後ろで「若いって、きれいね」という女性の声が聞こえた。「いや」とすかさず男性が応《こた》えた。「若い頃のきみの方がもっときれいだった。それに、今の方がきれいだ」

私は、あまりにも幸せで、とろけそうになってしまった。なんて素敵なことばなんだろう。いつか、私もそう言われる六十代になりたい、そう言われるような夫婦関係を築きたい、と。

しかしまぁ、実際に夫婦をやって三十二年、男女脳の研究を始めてからは三十年、今だからわかることがある。本当の夫婦は、きっとあんな会話はしない。あれは、一緒の墓に入らない仲なんじゃないのかなぁ。

一緒の墓に入らないからこそ、節度と憧れを保つ仲。六十を過ぎたら、そんな異性の友だちが許されてもいいような気がする。

夫婦生活とは、恋が腐っていくのを見守る暮らしである。優秀な子孫を作るために、私たちは、感性真逆の相手に惚れる（違う感性を持ち寄ったほうが、子孫の生存可能性が上がるからね）。感性がかけ離れた相手とうまく寄り添うために、脳には、相手のあら探しを止《や》める期間がある。〝あばたもえくぼ〟期間と、私は呼んでいる。しかし、それが永遠じゃないところが、この世の悲劇なのだ。

しかし、夫婦というのは面白いもので、恋が腐った果てに得る一体感みたいなものがある。「腹が立つけど、邪魔じゃない」という不思議な場所に落ち着き、女友達との旅よりも、夫との旅の方が疲れなくなる。結婚三十年目を越えたころから多くの人が自覚してくる感覚で、六十代の夫婦が、その適齢期になる。

夫婦になった以上、この感覚を味わわないのは、とても惜しい気がする。恋が腐って腐臭を放っても、我慢していればミイラになる。そこまでくれば夫婦は安泰。夫が女友達と万燈籠を歩くくらい、目をつぶってあげてもいいような気がする。

ただし、その場合も、言わぬが花。「嘘《うそ》をつくくらいの遠慮」があるほうが、かえって妻に対する色気を感じさせる。男女が逆でも一緒。「夫と愛人と息子を、一緒に車に乗せて駅まで送る」なんていうフランスのようなあからさまさは、万燈籠には似合わない。

「不倫、不倫」と騒ぎ散らして、芸能人や政治家を一線から引きずりおろすのが、昨今の風潮だけど、世間の人々はそこまで清廉《せいれん》潔白に生きているのだろうか。

万燈籠の夜に粋《いき》な会話を交わす熟年男女の真実を、白日のもとにさらしてこき下ろさないですむような成熟した社会であってほしいと願うばかりである。

一生の脳科学

脳の賞味期限

「一生で一番頭がいいのは、いつだと思う？」

はるか昔、そう聞かれて、私は、何の答えも浮かばなかった。二十代半ばの私には、まだ、ピークが訪れてなんていなかったから。

逆に言えば、衰えも感じていなかった。自分が絶好調と思ったこともなければ、「最近、めっきり」と思ったこともなかったのである。

人工知能の研究では、ヒトの脳を装置に見立てて観察する。どのような入力に対し、どのような演算を施し、どのような出力をしてくる装置か、というふうに。そうして、ヒトの脳の演算機構をコンピュータ上に展開し、知的に動くメカをデザインするのである。

当然、人工知能の研究の六割は、ヒトの脳を見つめることになる。脳生理学の知見を学ぶことも、大事なステップの一つだ。

冒頭の質問は、脳生理学を教わっていたときに受けた、先生からの質問である。答えあぐねていた私に、先生はきっぱりとこうおっしゃった。「ヒトの脳のピークは二十八歳まで。二十九歳から老化が始まる」と。

驚きはしなかった。そういうものか、と思っただけだった。ただ、へたをすれば百を超えて生きる身体《からだ》に、賞味期限二十八年の脳が乗っているなんて、いかなる冗談？と思ったのを覚えている。

本当のピーク

しかし、ヒトの脳を装置として見立てていくうちに、面白いことがわかった。

人生最初の二十八年間、脳は、いちじるしい入力装置なのである。

入力装置としてのピークは、たしかに二十八歳まで。ヒトの脳を、「新しいことをすらすら覚えられる」ことをもって頭がいいと言うのなら、ここをもってピークとし、後は老化と呼ぶのもわからないでもない。

しかし、この世にたった一つの脳をもって、私たちは生まれてくる。遺伝子の組み合わせの妙と体験とによってかたちづくられる脳という装置は、この宇宙時空で、過去にも未来にも、たった一つの装置なのである。

その装置の目的が、「世間を知り、一般モデルを踏襲した優等生になる」ことにあるとは到底思えない。その脳にしか見えないもの、その脳にしか出せないことば、それを見つけてこその「この世で唯一《ゆいいつ》の装置」なのではないだろうか。

つまり、出力の質のほうが、人間の脳の真髄と見るべきでは？

実は、この出力性能、私たちが考えていた以上に、ずっとずっと後に、ピークがやってくるのである。

後に述べるが、人生の賞味期限は、驚くほど長い。

人生最初の二十八年

入力装置として生きる最初の二十八年のうち、前半の十二年間は子ども脳型、二年の移行期を挟んで後半の十四年間はおとな脳型となる。

十二歳までの子ども脳は、感性記憶力が最大限に働く。感性記憶とは、文脈記憶（行動やことばの記憶）に、匂《にお》いや触感、音などの感性情報が豊かに結びついている記憶のこと。

つまり、子どもたちの脳は、ことの成り行き以外に、五官が受け取った感性情報も丸ごと記憶していくのである。十二歳までの記憶は、ときに、匂いや味を連れてくることがある。小学校のとき、友達のお父さんの車でプールに連れて行ってもらった記憶を想起したとき、その車の匂いや、そのとき口の中に入っていたキャンディの味を鮮やかに思い出す、などのように。

ものごとを、ありのままに、あまねく受けとめる。それが、子どもたちの脳の素晴らしさだ。素直さ、と言い換えてもいい。

教師だった私の父は、「素直な子だけが、伸びる。勉強も運動も」とよく言っていたけれど、素直だということは、きめ細やかな入力が可能な脳の持ち主だということに他ならない。子どもたちは、自らが生まれてきた時空のありようを知るために、あらゆる情報を脳に叩《たた》き込んでいくのである。

繊細にして大胆。素晴らしい記憶力だが、これには欠点がある。一つ一つの容量が大きすぎて、人生すべての記憶をこの形式で脳にしまうのは不可能だということ。さらに、大きな塊なので、検索に時間がかかり、とっさの判断には使いにくいということ。

このため十二歳から十三歳の間に、脳の記憶方式は、もっと要領のいい形式へと進化するのである。何かを体験したとき、過去の記憶の中から類似記憶を引きだしてきて、その差分だけを記憶するような形式である。これだと収納効率が圧倒的にいいので、「新しい事象」をどんどん覚えられる。

さらに、過去の類似記憶との関連性をタグ付けして記憶していくので、関連記憶を引きだすのに長《た》けている。この形式の脳だと、「人生初めての体験」に遭遇しても、過去の類似体験を使って、すばやく対応することができる。

おとな脳は、思い込み脳

別の見方をすれば、おとな脳は、思い込みの強い脳なのである。繊細な事象を、「あ〜これは、あれね、あれよ」と、過去の自分の体験になぞらえて、ざっくりと把握していく。

親戚《しんせき》のおばさんに、「あ〜、あんたは、あれよね」と決めつけられて、内心怒りに震えた経験はないだろうか。古い時代に、規範通りに生きた脳で、新しい感性をばこっと切り取られると、本当にびっくりしてしまう。

この手の親戚のおばさんは、説得なんてできやしない。おおざっぱな〝型枠〟で、世の中を切り取っているので、こちらの繊細な心情をいくら言い募っても、型枠からはみ出した部分を脳が認知しないのだ。かくして、いくらことばを尽くしても、せんべいをかじる音にかき消されるのが関の山。それが世界中の〝親戚のおばさん〟の正体である。

しかしまぁ、おとな脳というのは、多かれ少なかれ、そんなところがあるのだ。

優秀なビジネスパーソンは、エリートの型枠で世の中を見る。ナチュラリストは、「植物系でからだにいい」型枠で世の中を見る。男女のミゾは、「男性脳の型枠」と「女性脳の型枠」の違いで生まれるもの。

さまざまな型枠を持ち、それらをチャネルを切り替えるように使える、汎用性《はんよう》のある脳の持ち主が、「頭が柔らかい人」「センスのいい人」といわれるのだが、この汎用性は、失敗が作りだすのである。脳が失敗を認めてフィードバックすることで異なる型枠を使ったり、切り替えのポイントを知ったりする。失敗が多い人生は、お得な人生なのである。

思春期は、脳の調整期間

さて、世の中を感じ尽くす子ども脳から、思い込みで世の中を切りだすおとな脳へ。その進化直後の十三歳の脳は、人生で最も不安定で脆弱《ぜいじゃく》、誤作動しやすい。なぜなら、思い込もうにも、「思い込み」の型枠がまだ確定していないからだ。すなわち、「過去の記憶に照らしてものごとを判断したり、新記憶を生成したりする方式」に変わったのに、とっさに参照される過去の記憶が僅少《きんしょう》、という事態なのである。

思春期と呼ばれる十三歳から十五歳までの二年間は、新しい脳型に慣れるための調整期間にあたる。脳は眠っている間に書き換えられるから、調整期の子どもたちは、睡眠を必要としている。中学生なんて、放っておけば十五時間も寝ているけれど、あれは、子ども脳期の感性記憶を、おとな脳型に変換している可能性が高い。子ども時代の体験が豊かなほど、その時間は長くなるはずで、そう考えると、宿題もやらずにだらしなく眠っている中学生たちも、ちょっと愛《いと》おしくならないだろうか。

それと、この時期の子は、「自分の気持ち」を尋ねられても、うまく答えられない。「学校は、どう?」と尋ねても「別に」と答え、「お弁当は美味《おい》しい?」と聞いても「普通」と答えるのは、別に反抗しているからじゃない。脳に、特段、答えが浮かばないのである。

これを、反抗期と呼ぶのは、ちょっと不当な気がする。たしかに、この時期分泌《ぶんぴつ》量を増やす生殖ホルモンのおかげで、かなり尖《とが》った感じには見えるけど。

ヒトは、十四歳の心で生きていく

こうして、激動の進化期を越えたのち、十四歳、おとな脳が完成する。

十四歳は、特別な年齢である。おとなの感性が整った年。つまり、以後の長い人生を、私たちは十四歳の感性で生きていくことになる。

佐々木美夏さんという方が『14歳』という本を出している。ミュージシャンたちの「十四歳」をインタビューした記事をまとめた本だが、多くの読者の共感を得ており、「十四歳」というのがいかなる年齢かを知らせてくれる。この著者は、「その人の十四歳を知ると、その人が見えてくる」とおっしゃっているそうだが、さもありなん。ヒトは、十四歳の「生まれたての感性」で見たあらゆることを鮮明に脳に刻印するし、それが後の創造力の源になっている人もたくさんいるに違いない。

自分を見失ったら、十四歳のときに夢中だったものに触れてみるといいかもしれない。

私が十四歳を過ごしたのは一九七四年。クイーンがブレイクした年で、今でも「キラー・クイーン」を聞くと「あの場所」につれていかれて、わくわくする。一九七〇年代はロックシーンがさく裂した時代で、ロックが連れてくるクールな昂揚《こうよう》感は、私の中からどうにも排除できない。

一九九一年生まれの息子は、私が導いたわけじゃないが、十代にラモーンズに夢中になり、ピンク・フロイドやセックス・ピストルズや甲本ヒロトを聴いておとなになった。私は、自分の十代を、息子のオーディオでもう一度蘇《よみがえ》らせることになった。ハハはいいな～、と、彼は言う（彼は私をハハと呼ぶ）。自分も一九六〇年までに生まれて、五〇年代の音楽シーンの残り香を嗅《か》ぎ、ビートルズを横目に見て育ち、一九七〇年代のロックの風を生で感じたかった、と。

あなたは、十四歳の目で何を見、十四歳の耳で何を聴いていたのだろうか。

三つ子の魂、も真実である

さて、十四歳が一生の感性の基盤、というと、「でも、〝三つ子の魂百まで〟って言うでしょう？　あれは違うの？」という疑問がわくのではないかしら。

あれもまた、真実である。端的に言うと、ヒトは三歳で人になり、十四歳でおとなになるってことだ。

ヒトの脳は、生まれてきたその瞬間、一生で最も多い数の脳細胞を持っている。その脳細胞を三歳までに劇的に減らすのである。どのような環境にも適合できるように、全方位の感性を持って生まれ、生まれてきた環境に必要な脳細胞だけを残して、思考の旅に出るのだ。


そのことは、言語獲得のプロセスによく現れている。

二歳までの幼児は、目の前で発音してやれば、世界中のあらゆる母音を発音することができる。イギリス人が英語を発音してやれば、イギリス人のように。フランス人がフランス語を発音してやれば、フランス人のように。これは、人の表情筋を鏡のように映し取る能力に長けているからで、大人のように「耳で聞いて再現する」のではなく、「筋肉の動きを複写する」からだ。

しかし、あらゆる母音を認知する脳は、とっさの音声認識が不得手である。私が「クロカワ」と名乗ったとき、これが四拍のことばだとわかるためには、音声波形を

aiueoの母音で潔《いさぎよ》く刻む必要がある。十種類以上の母音を認知する脳だと、「くぅるぉぅかぅわぁ」のように聞こえるために、とっさの音声認識ができないのだ。仮に、このかたまりで私の名を認知できたとしても、ブロック分けできないので、クロカワとシラカワの共通点には気づけないし、文字が理解できない。つまり、「思考」が始まらないということだ。

人の脳は、とっさに使う母音種をせめて七種類くらいまでに絞らないと、思考の旅が始められない。このことは、おそらく言語獲得に限らず、あらゆることに言えるはずだ。つまり、三歳までの脳がすることは、「合理的思考を可能にするために、不要な感性を捨てる」仕事である。

この時期の脳にしてやるべきは、生まれてきた環境をしっかりと知らせること。人としての一生の感性の基盤となる母語（人生最初に獲得する言語）でしっかりと話しかけ、折々の季節を感じさせ、旬《しゅん》の食べ物を味わわせる。この時期の脳には、「余分なものを与える」教育はナンセンス、と私は思う。しかも、まがいものは意味がない。

どんな人間として生きていくかを、三歳までに決める

私は、ここのところ北欧小説に夢中なのだが、先日読んだフィンランド小説では北極圏が舞台になっていて、環境のあまりの違いに唖然《あぜん》としてしまった。「今日は、マイナス三十二度。暖かくて、助かる」なんていう表現で、小説が始まるのだもの。

フィンランドの人たちは、冬にプールで泳いだり（温水ではありません）、湖の氷を割って湖水に浸《つ》かったりするのだが、あれは我慢大会かと思っていたら、マイナス20度以下になると、水は温かく感じるのである。0度以下にはならないからね。ストレスにさらされた登場人物が、「早く、庭のプールで泳ぎたい」とつぶやくのを読んで、びっくりして本を取り落としてしまった。

そして、フィンランドでは、赤ちゃんにも凍った湖で湖水浴をさせるし、日光浴ならぬ、寒風浴をさせるのである。雪の屋外に、赤ちゃんを出しておく。もちろん、しっかりとおくるみでくるむものの、登場人物のアメリカ人の母親が戦慄《せんりつ》する習慣である。

しかし、そうしないと、この過酷な土地で生きていくことができないのだろう。三歳までに寒風浴をし、氷が浮かぶ湖で泳いだ子どもたちだからこそ、おとなになって

「マイナス三十二度か、助かるな」なんていうセリフが言えるのである。

　逆に、フィンランド人にとって、摂氏二十八度は殺人的らしく、イタリアでその気温にへろへろになっているところを、日本人観光客に笑われるシーンもある。日本人は、暑さに強いと思われているのかしら？　たしかにヨーロッパの湿度の低い高温なら、三十度を超えても、暑いと思わないけどね。噂《うわさ》によると、東南アジアの赤道に近い国々よりも、日本の夏の高温多湿はつらいらしい。

　この小説では、二作目の舞台が、北極圏の町から、南のヘルシンキに移る。主人公の警官にはアメリカ人の妻がいて、彼女が北極圏に適応できず、メンタルダウンしてしまったからだ。

　しかし、ヘルシンキでは、今度は北極圏育ちの主人公が落ち着かない。「毎日、太陽が昇っては消えて、めまぐるしくてしょうがない」とつぶやくのである。北極圏では、真冬には夜だけの日が続き、真夏には白夜が続く。それ以外の土地で育った者には、明けない夜と、沈まない太陽は、頭痛とメンタルダウンの原因になるのだが、北極圏人にとっては、それが安寧なのである（！）。

　かように、ヒトの感性は環境によって違うもので、それだけの振れ幅を、三歳までの暮らしの中で手に入れる。

寒い土地で生きていく赤ちゃんなら寒さを、四季のある国で育つ赤ちゃんならそれを体験させてやることだ。

北極圏人になるのか、赤道直下圏人になるのか、四季のある土地で生きていくのか、狩猟系なのか農耕系なのか、共感型なのか孤独型なのか……どんな人間として生きていくのかを三歳までに決するので、「三つ子の魂百まで」は正しい。

親と子のしっかりした絆《きずな》を作るつもりなら、親の育った環境を子どもに与えればいい。「自分は英語が不得意だから、一日の半分は英語を使わせる」なんてことをしていたら、心の通じない子どもが出来上がる可能性が高い。もちろん、「英語ペラペラにするために、それでいい」という考え方もあると思うけど。

十四歳の感性は、三歳までに培《つちか》った人としての基盤のうえに、さらに描かれる「おとなの地図」なのである。

がむしゃらな脳

十四歳までに感性が整った脳は、その後、二十八歳までの十四年間に、単純記憶力を最大限に使う。

単純記憶力は、多くの記憶を長くキープしておける能力で、その脳の機能だけ見ればたしかに〝単純〟なのだが、実はそう単純でもない。記憶を長くキープしている間に、脳は、ばらばらの事象から共通項を切りだしたりして、知恵やセンスを創生できる。このため、この時期の暗記は、単なる暗記に留まらない。その陰で、センスを作りだしていくからだ。たとえば、英単語を二千語覚える間に、英語の音韻センスを身に付けることができる。千本ノックが、打撃センスを伸ばす。

つまり、がむしゃらな繰り返しで高度なセンスが作れる時期で、勉強の好機でもあり、スポーツの能力を高めるチャンスでもあり、仕事のコツを身に付ける好機でもある。

十五歳から二十八歳までの脳は、四の五の言わずに、目の前に置かれた課題をがむしゃらにこなすことだ。単純な作業に見えても、結果、脳に搭載されるセンスは崇高。それが、この年代の特徴だから。

しかし、出力性能はいまいち

目の前の事象を素早く取り込み、新たな記憶やセンスをどんどん増やしていく、しなやかな脳。

もう一度戻ってみたい気がするが（現在勉強中のイタリア語の単語を、この脳で記憶したい）、残念ながら、この脳は、出力性能がいまいちなのである。頭一つが資本のコンサルタント業の私としては、商売あがったりなので、その危険は冒せない。

脳内の回路の多くが、入力装置として機能している時期には、どうしたって出力性能はプアになる。とっさに本質を見極めるためには、「無駄なものをとりこまない」ことが不可欠なのだが、入力期の脳は「あらゆるものをとりこむ」覚悟を決めている。入力系と出力系では、信号処理が矛盾するのだ。

このため、ものごとをすんなり覚えられるうちは、「瞬時に本質を見抜いて、腹に落ちる正解を迷わずに言い当てる」ことは難しい。試行錯誤と逡巡《しゅんじゅん》が、青春のあかしなのは、脳の使い方のせいなのである。

というわけで、若者の脳は、正解を出すためにそこにいるのではない。がむしゃらに世の中を知り、試行錯誤と逡巡をするために、そこにいる。答えが導き出せないことに悩むなんてナンセンス。答えが腹に落ちるのは、まだまだ、ずっと先の話である。後に詳しく述べるが、脳の出力性能がピークに達するのは五十六歳。健康でさえあれば、ここから八十四歳までが、「ヒトの脳が最も使える時期」に当たる。

つまり、人の脳は、二十八年ごとに位相を変える。人生最初の二十八年は、いちじるしい入力装置、次の二十八年をはさんで、第三ブロックの二十八年間は出力性能最大期になる。

脳は、七年ごとにおとなになっていく

十四だの二十八だの五十六だの、きっぱりと年数を言うよね、ずいぶん半端《はんぱ》な感じがするけど、本当？

そう思う方のために、ここからしばらく、脳の七年周期について語ろう。

十四も二十八も五十六も、七の倍数である。

脳の発達のようすを観察すると、七年というキーファクターは無視できない。

まず、ヒトの脳は、六歳までと七歳からにわけられる。六歳までは「神の脳」とい

う研究者もいるほど、特別なのだ。

たとえば、睡眠の方式が違う。七歳以降の脳は、メラトニンというホルモンに導かれて睡眠をする。睡眠中に、脳は知識工場に変わるので、「睡眠の質は、脳の質」と言っても過言ではないくらい、頭を良くするのに睡眠は欠かせない。しかし、メラトニン分泌には時間依存性があるために、いつ寝てもいいってわけじゃない。夜中の二十二時から二時の間に眠りはじめないと、眠りの質は悪くなる。子どもなら成績に関わり、おとなならメンタルダウンにつながる。

ところが、六歳までの脳は、メラトニンを使わずに睡眠に入れるので、いつ寝ても上質。遊び疲れて、部屋の隅でつかの間の熟睡をしている間にも、脳がどんどんよくなっているのである。

損傷しても、その回復力は奇跡のよう。長らく六歳までの脳死判定ができなかったのは、「それ以上の年齢の脳からは想像もつかない状況で生き返る」からで、その特別さが窺《うかが》える。

ヒトの脳は、七歳でおとなと同じ生活リズムに入っていく。先に述べたように十四歳でおとなの感性を整える。その後、二十歳までかけて前頭前野を発達させて忍耐力や展望力を高めて、二十一歳で脳みその部位は全《すべ》て揃《そろ》う。ちなみに、お酒やたばこが二十歳まで禁止なのは、習慣性のそれらが、前頭前野の発達を阻害するからだ。脳を守るための国策なのである。とはいえ、十八歳まできたら、たまの飲み会くらいは、そう影響があるとは思えないけどね。

その後、二十八歳までは、十四歳から続いている単純記憶力の最盛期。

七歳、十四歳、二十一歳、二十八歳。これらのタイムテーブルについては、従前から、脳生理学や発達心理学でわかっていたことだ。世界の多くの国で、義務教育が七歳になる年に始まり、十五歳になる年で終わるのには、深い意味があるのである。

脳生理学の知見では、関連記憶力が五十代の半ばから最盛期に入ることもわかっている。これを「五十六歳」と言いきったのは私だが、それには根拠がある。

魔法の数七

The magical number 7（魔法の数七）ということばをご存知だろうか。

これは、ジョージ・ミラーという心理学者の論文のタイトル（正確にはその一部）である。ヒトがものごとを認知するとき、七つまでの属性は一気に把握できる。七は、ヒトの認知機能における特別数だと、その論文は主張している。

その昔、電電公社が黒いダイヤル電話を世に普及させたとき、現場には「市外局番を除く電話番号は七ケタ以内にすること」が厳命として下ったという。七ケタまでだと、ダイヤルを回し終えるまで覚えておける人の数が九十％台なのに、八ケタになった途端十％台まで落ちると言うのが、その理由だった。脳にとって、七は特別な数字なのである。

そう言えば、ラッキーセブンに七福神。洋の東西を問わず、しあわせは七個揃ってやってくる。冒険者は七つの海を越え、七色の虹《にじ》を見る。歌姫は、七音階（ドレミファソラシ）で歌を歌う。

虹は光のプリズムだから、六色に見ることも八色に見ることもできるのに、地球上のほとんどの民族が自然に七色に見る。シームレスな音の世界も、七つの音色に刻めば、時空を超えて「音楽」を伝えあえる。私たちは、なぜか、七つの属性で世界をつかむ。

七は完全性を感じさせる

このことは、後に脳科学で、もっと明確に定義づけられた。

ものごとを認知するとき、脳がとっさに使う超短期記憶の収納場所がある。レジスタと呼ばれるその場所は、脳が受け止めた情報を一時的に保持して、その全体性をはかるために使われる。そのレジスタの数が七つである脳が、人類の多くを占めるのである。

このため、シームレスに色が連なる虹を、私たちは自然に七色に見る。

与えられる情報は七つ以内なら把握しやすく保持しやすい。そして、ちょうど七つだと、情報の完成度が高い感じがする。「一揃い」が揃った感覚である。七福神、七つの海、七つ道具という言い方に、その片鱗《へんりん》が見られる。

七つの海は、もともと英語の seven seas ということばで「世界の海」を指す単語だが、日本でもそのまま「世界の海」を表す言葉となって定着した。明確に地図で定義できる五大陸とは違い、世界の海は七つとは言いにくい。具体的にどの海を七つというのかには諸説あるので、おそらく「七」であることそのものに、感性上の意味があって生まれたことばなのだろう。「五つの大陸をしたがえて」といってもなぜか世界征服した感じは伝わってこないが、「七つの海を越えて」というと世界すべてを知ったような気になる。七は、やはり、魔法の数だ。

七日一巡感

さて、このレジスタに、時間幅のある情報が並んだとき、脳は「一巡した」と感じることになる。時間の一揃い＝一巡、である。

二十世紀のうちに、東京医科歯科大の角田忠信先生の実験室では、ヒトの脳が、地球の自転と公転をカウントしているのがわかっていた。生まれてからの日数と年数を、私たちの脳は知っているのだ。私自身、角田先生の実験に参加して、私の満年齢を言い当てられて、びっくりした経験がある。私の脳が、自分の満年齢の整数倍の周波数の音に反応したのである。

このため、私たちの脳には、七日周期と七年周期があることが予測される。

七日周期については、説明するまでもない。世界中が、七日単位（一週間）で暮らしている。

世界中が七日単位で暮らしているわけは、キリスト教、イスラム教、ユダヤ教の教えに端を発する。これらの宗教は、もとが同じ古代宗教なので揃っていても不思議はないが、仏教でも初七日、二七日……と、七日単位を使う。

ちなみに、フランス革命やロシア革命のときに、一週間を十日や五日にする革命暦が導入されたが、ほどなく七日に戻されている。七日以外では、どうにも勘が狂うのである。

脳には、やはり、原初的にプログラミングされた七日周期が、歴然とある。

ヒトは、四十九日で立ち直る

仏教の七七日（四十九日）にも、脳科学的な意味がある。七×七日は脳が新しい環境に適応するのに要する期間なのだ。逆に言えば、四十九日あれば、脳は、新しい環境にある程度適応できる。

私の友人は、生まれつき片耳が聴こえなかったが、ほとんど不自由なく暮らしていた。三十代に入ってから、音を反響させる骨が足りないことが分かり、セラミックで代用できることを知らされ、手術をしたのだが、それが彼に新たな悩みをもたらした。音が九十度ずれた方向から聴こえてくるのである。左から近づいてくるバイクの音が、後ろから聴こえてくる。目の前でしゃべる人の声が、横から聴こえてくる。気が狂いそうでした、と、彼は言う。

医者に相談したら、二か月弱でなんとかなる、と言われ、七週目を過ぎた日に（四十九日である！）、実際に、ちゃんとした方向から音が聴こえるようになったそうだ。

音がずれて聴こえる理由は、脳の補正のせい。両耳が聴こえる人は、右耳と左耳に入る音のわずかな差を使って、音の発現体の位置を知る。彼は片耳しか聴こえないので、脳が補正して、発現体の位置を知らせてくれていたのである。両耳が聴こえるようになっても、その補正が働いてしまうために、脳が、音の位置を間違ってしまったわけだ。

しかし、この違和感も四十九日で消える。まるで予言のようにぴったり。

してみると、仏教の四十九日は、七日ごとに脳が故人のいない環境に慣れ、四十九日で何とか落ち着くという「癒《いや》しの期間」なのに違いない。納骨にふさわしい日を、宗教家はぴたりと言い当てたことになる。

こうして、千年を超えて、人々の心に寄り添う思想や習慣は、脳にとっての真理であることが多いような気がする。

私は、最先端の科学技術に触れて暮らしているが、研究を重ねるほど、先人の教えを軽んじられなくなってしまった。

ヒトは七年で飽きる

さて、脳は、地球の自転（日）も公転（年）も、同様に感知している。七日周期がこれだけ明確な以上、七年周期もあるに違いない。そう確信した私は、七年周期についてリサーチをかけた。すると、現役のお医者さまたちの間で、「アトピーは七年目に劇的に治るときがやってくる」と言われているのを知った。

調べてみると、ヒトの骨髄液が、七年で入れ替わるのだという。骨髄液は、ご存知の通り、免疫《めんえき》の中枢《ちゅうすう》司令塔だ。白血病になって免疫不全症候群になると、骨髄液の移植を行って免疫力を取り戻す。この骨髄液は、毎日少しずつ入れ替わるのだが、七年より前の細胞が残らない。つまり、満七年経《た》つと、厳密には、今とは違う免疫システムで生きていることになる。

免疫は、外界の刺激から生体を守るための仕組み。アレルギー反応は、これが過剰に働いた結果、起こるものである。

生物は、外界からの刺激に、なんらかの反応をして身を守る。しかし、この刺激が、一時的なものでなく、恒常的に長く続く場合は、いつまでも激しく反応していては、かえって生体を弱らせてしまう。

たとえば、田舎から幹線道路わきのアパートに越してきたとき。最初は、車の音がうるさくて寝られないが、このまま永遠に寝られないと、体が参ってしまう。そのため、脳は、環境に適応していく。おそらく一週間でそれほど気にならなくなり、四十九日もすれば安定して眠れるようになり、七年も経つと、田舎に帰ったら静かすぎて眠れないくらいになっているはず。

私自身の経験は逆で、田舎を離れて数年したとき、田舎で、カエルの声がうるさくて眠れなかったことがあった。田舎にいたころ、カエルの声が気になったことなどなかったので、「今年はカエルが異常繁殖してるんじゃない？」と母に言ったら、「ゆうべ？　カエルなんて鳴いてたっけ？」なんていうので、びっくりした。おそらく、田舎にいたときは、私もカエルの声を脳がマスキングしてくれていたのに違いない。

環境に適応するための七年。ということは、七年経つと、刺激だったことが刺激じゃなくなる、ってことだ。端的に言うと、ヒトは、七年目に飽きるのである。

夫婦は飽きたときから始まる

そこで、私は、離婚経験者や転職経験者に、「離婚を決心したのは、一緒に暮らして何年目?」「転職したのは、前職についてから何年目?」という質問をしてみた。なんと、七年目、十四年目、二十一年目という七年周期の節目に、集中しているのである。

私たちはどうも、新しい刺激を受け始めてから七年目に「一巡して、終わった」気分になるようである。

夫婦の危機は七年周期でやってくる。映画のタイトルにもなった「七年目の浮気」は、人類普遍の真理を孕《はら》んでいる。

しかし、ここをなんとかやり過ごすと、脳は次のターンに入る。七年目の周期に「この人じゃなかったかも」と思っても、短気を起こさないほうがいい。

しかも、刺激じゃなくなった、ということは、「相手の存在を、〝外部〟ではなく、当然あるべき自分の一部として認識するようになった」ということである。

脳は、飽きたところから、「阿吽《あうん》の呼吸の、空気のような存在」の域に入っていくわけで、真の夫婦関係は、飽きたときから始まると言っても過言ではない。

脳の七年周期が教えてくれたことは、なんとも感慨深い真理だった。

四十九歳という転機

私たちは、生まれてからの七年周期に、就職や結婚のような環境が変わってからの七年周期を折り重ねるように生きている。

人生の七年周期でいうと、七×七の四十九歳は、更年期に当たる。女性の閉経の平均が四十九歳十一か月、四十九歳は男性の突然死と自殺のピークとも言われ、身体と脳が大きな変化点にいることがわかる。

四十九歳。ヒトは、生殖のために生きてきた人生を、別の人生に切り替えるのである。多くの人は、生殖能力を失って異性にもてる要素が消えてくると、「人生はおしまい」と感じるようだが、それは違う。

生殖だけが人生の目的なら、百を超えて生きたりはしない。脳を研究してみて、深くわかったことがある。脳は、決して無駄なことはしないものなのだ。脳が百を超えて生きる以上、人類の脳には、生殖以上の目的があるのである。

人生最高潮期の到来

「生殖のために生きる人生」を「新たな目的の人生」に切り替えてから七年目、ヒトの脳は「新たな目的」に慣れて、ぶいぶい言わせるモードに入る。人生の最高潮期＝出力性能最大期の到来である。五十六歳の誕生日のころだ。

七年×四ブロック＝二十八年の入力性能最大期を過ごし、二十八年の移行期を経て、出力性能最大期に入る。二十八年を一ブロックと見立てると、出力性能最大期は八十四歳まで続くことになる。

健康でさえあれば、この第三ブロック、脳は、それまでとは違うものを発見し、この世の深淵《しんえん》に触れて暮らすことになる。なんとも素敵な真実ではないだろうか。

脳の特別数「七」を、人生の周期に適用する試み。

私が人工知能の研究手法を使って、独自に施していることだが、なかなか面白いでしょう？

脳生理学的にこれを証明するには、まだまだ長い時間がかかるだろう。細胞や遺伝子の中で「時間」を司《つかさど》っている機構を解明しなきゃならないからね。しかし、私には、それを待っている時間がない。

人工知能研究者の予測(人の脳はこう機能しているに違いない)を、脳生理学上のデータで証明する(写真で視覚化する)には、何十年ものタイムラグが生じる。

ここは、「確かにその見方はある」「ある、ある」という納得で話を進めさせていただく。

人生の第二ブロック

それでは、話を戻そう。人生のタイムテーブルの話だ。

二十八歳までの入力装置の時代については、既に説明した。世の中のありようをがむしゃらに知ろうとする二十八年間。二十八歳を超えると、誰の脳の中でも単純記憶力がピークを過ぎて、がむしゃらさが失われていく。

脳の持ち主は「最近、なんだか、仕事にも趣味にも夢中になれないなぁ。もう若くないということか」なんて感じたりするのだが、落ち込むことはない。脳は、次のステージに上ったのである。

次の二十八年は、脳が、回路の優先順位をつけていく二十八年間である。

惑いの三十代

二十八歳までに、脳は、その脳が生きていく環境におけるあらゆること、裏も表も、右も左も、上も下も知るのだが、まだ、脳は、十分に優先順位をつけていない。情報が溢《あふ》れるほどにあって、どれを選べばいいか苦しむ、というのが、三十代の脳の特徴なのである。つまり、誰もが、惑いの三十代を迎える。

孔子は「四十にして惑わず」と言っている。天下の孔子でさえ、三十代は惑ったのだ（微笑）。

脳の中には、天文学的な数の回路が存在している。

一千数百億の脳細胞を、神経繊維が縦横無尽にネットワークしている。この回路のいずれかに電気信号を流すことによって、私たちの脳は、察したり、気づいたり、判断したりしているのである。

このとき、数多くの回路に漫然と信号が流れてしまっては、とっさの判断がかなわない。目の前を通り過ぎた黒い影がネコだとわかるためには、ネコがわかる回路にだけ電気信号が流れる必要がある。ネズミがわかる回路にも、ゾウがわかる回路にも電気信号が流れると、目の前の動物が、なにやらわからず立ちつくすしかない。

同様のことが、仕事にだって言えるのだ。経験豊かな者から見れば、一目瞭然《りょうぜん》の「たった一つのやり方」が、未熟な者には見えない。自分が上司になってみると、「なんで、それがわからないかなぁ」と思って失望することがあるが、当然、自分が若き日には、上司を同じように嘆かせていたのに違いないのである。

失敗は、脳の最高のエクササイズ

二十九歳から五十六歳までの第二ブロックは、膨大な数の回路の中から、要らない回路をより分け、必要な回路を知るための二十八年間である。

特に重要なのは、要らない回路を見極める作業だ。無駄なところに電気信号が行きやすい状態では、ヒトは他者に翻弄《ほんろう》されやすく、本質を見失ってしまう。要らない回路を捨てることによって、人の思慮は深くなっていく。

その、要らない回路を見極めるために不可欠なエクササイズが、「失敗」なのである。失敗して痛い思いをすると、その晩眠っている間に、脳内では、失敗に使われた関連回路の閾値《いきち》（生体反応が起こるための最低値）が上がり、電気信号が行きにくくなる。

つまり失敗の数だけ、人は、失敗しにくく、判断に迷わなくなる。失敗が心に痛いほど、取り返しがつかないほど、脳への学習効果は大きい。失敗は、脳をよくするために、人生で最も有効な入力なのである。

歩き始めた子どもは、何度も転んで痛い思いをする。そうして、バランスのとり方のセンスを身に付ける。人生も一緒である。痛い思いをしなければ、センスはよくならないのだ。失敗を避けていては、人生は先に進まない。

失敗を他人のせいにするとヒーローになれないわけ

しかし、よくしたもので、失敗のない人生はない。誰もが、ちゃんと、痛い思いをするのである。

ただし、失敗を他人のせいにする人は、その失敗を脳に反映することができない。せっかく痛い思いをしたのに、脳が失敗だと認知しないからだ。失敗は、他人のせいにしてはいけない。もったいなさすぎる。

失敗したら、潔《いさぎよ》くそれを認めて、清々《すがすが》しい気持ちで寝ればいい。くよくよする必要はない。私なんか、失敗したら「しめた！」と思うくらいだ。今夜、頭がよくなるのだもの。

他人の失敗も、「私も、〇〇してあげればよかった」と言って、自分の脳にフィードバックすることにしている。失敗の横取り。

親が、子どもの失敗を怖れて、先へ先へものを教えて、小言を与え続けていくと、つかみの悪い、反応の鈍い脳が出来上がる。失敗を怖れる子育てでは、ヒーローは育たない。

三十代の脳は、惑ったあげく、失敗して胸を痛め、潔く眠ることが使命だ。失敗をいちいち悔やんでいたのでは、三十代は生きていけない。

そして、与えられたことを与えられた通りにこなしているのでは、失敗が足りない。三十代は、失敗を怖れず、与えられたこと以上の何かに挑戦しなければならない。当然痛い思いもするが、それは脳の糧《かて》となり、ときには、その挑戦の中に、閉塞《へいそく》した状況を打破する、とんでもないアイデアがあったりする。というか、とんでもないアイデアは、失敗の中にしか得られないのである。失敗は、脳が、ぎりぎりを攻めている証拠だからだ。

絶対王者と言われるフィギュアスケートの羽生結弦も、バイク界のバレンティーノ・ロッシも、時に、大きな失敗をする。けれど、あれでいいのだ。ぎりぎりを攻めている挑戦者である証拠だから。失敗と共にある成功だけが、前人未到の場所に、ヒーローを連れていくのである。

もの忘れは、老化ではなく進化である

激動と惑いの三十代を駆け抜けると、脳は、次のゾーンに入る。相次ぐ「攻めの失敗」で、要らない回路を見極めた後は、成功事例の積み重ね期に入るからだ。四十代は、脳が成功事例を積み重ねていくときで、脳の持ち主には、「おれも一人前になった」という感覚が訪れる。

しかし、この少し前から、少しずつ始まる「あれ」がある。真面目《まじめ》な日本人を不安に陥《おとしい》れる、あれ。もの忘れだ。

要らないところに信号が行かなくなるのだから、当然、もの忘れは起こる。脳科学的には人生の想定内であり、むしろ喜ぶべき進化のあらわれなのに、もの忘れほど、

この国のおとなを不安にさせるものはない。日本人は、恥を知るエレガントな国民性なので、「このまま、恥も忘れ、認知症になっちゃうのでは？」と、ことさら不安がっているように思う。

けれど、もの忘れは、想定内の進化なので、どうか安心してほしい。

本質を瞬時に見抜く脳になるために、すなわち、究極の直感力に到達するために、脳は、「今、生きるのに、直接必要ない」とおぼしき回路の優先順位を下げていく。頭に女優の顔が浮かんで名前が出てこない？　ぜんぜん問題ない。アンジェリーナ・ジョリーの名が浮かんでこなかったからといって、生きることに支障はないと脳が踏んだだけだ。ただ、家に帰って妻の名が出てこなかったら、これはちょっと……。

ちなみに、別れた亭主の名前がとっさに出てこないのは、女性にはよくあるケース。別れて音信不通になった男ほど、役に立たないものはない。これは気にしないでいい。

二日前、出張先で食べたランチのメニューが思い出せないのは、忙しいビジネスマンならあってもおかしくない。もちろん、出張に行ったこと自体を忘れていたら、急ぎ、病院に行ってもらわなきゃならないけど。

二日前の食事のメニューのような「忘れがちなことを思い出す」という、脳のアンチエイジング・エクササイズがあるけれど、あれはナンセンス。なぜ、せっかく脳が捨てた回路を、拾わなきゃならないの？　って感じ。

四十代に共通の悩み

四十代は、もの忘れが進むとともに、三十代の惑いが消えて、成功事例が増えだす。比較的安定した時期である。

もっと幸福感があってもいいと思うのだが、多くの四十代には、その実感がない。もの忘れや体力の衰えを老化と解釈すると、かなりの焦《あせ》りを感じることになってしまうからだ。

さらに、脳自体は「正解が降りる脳」になってきているものの、三十代の失敗を重ねた記憶がまだ生々しく、本人にまだ不安感が残っているので、確信が足りない。正解が降りてはきても、「これは白と思うのだが、はて」という感じが漂ってしまうのである。

このため、五十代に比べて、言いきりの力が弱い。

四十代の「正解」は、確かに正解なのだが、周囲を「一点の曇りもなく」動かすパワーに欠けるのである。

多くの四十代は、こう感じている。「おれはちゃんと正解を示してやっているのに、なぜ部下はちゃんと動かない？　尊敬が足りない。俺が言ったことに対する反応が鈍すぎる」「おれはデキるのに、なぜ上司はわからない？　上司はバカで、会社はくだらない」

これは、健やかな四十代の脳の、職場に対するごく標準的な見解である。

デキる四十代を待ち受ける罠《わな》

豊田真由子議員は、あの「はげ〜っ」発言のときに四十二歳。私は、心から、彼女に同情している。

女性脳は、一単位時間に脳裏に上がる語彙《ごい》数が男性の数倍ある。さらにそれを発音する速さも圧倒的。つまり男性から見たら、「いきなりトップギアに入って、まくしたてる」天才なのだ。たいていの男子は、女性の最初の数語が聞き取れない。聞き取れないから、ぽかんとする。ぽかんとされて、女性は「あんた、人の話聞いてるの？」「バカにしてるよね」と感じて、腹が立つ。

この「一単位時間内に脳裏に上がり、口から出せる語彙数」は、四十代前半に最高潮に達するようだ。脳が無駄なことをしなくなったうえに、まだ口角周辺の筋肉が若いので。

豊田女史はＩＱが高いために、女性脳の中でも、浮かぶ語彙数が多めのはず。さらに四十二歳、その最高潮に当たっていた。

その彼女が、いきなり話し始めたら、五十代の男性秘書は、ついていけるわけがない。何をしたらいいのか、なにをあやまりゃいいのかつかめずに、ぽかんとするか、ぼんやりするか、おどおどするかしかない。当然、作業の手もとも狂う。

豊田さんにしてみれば、こちらは正しいことを指示しているのに、スタッフが、どんよりした目でこちらを見て、間違ったことをする。「ばかにしているよね。自分を何様だと思ってるの？　どんだけ傲慢《ごうまん》？」と感じて、逆上してしまったのだろう。

傍から見れば、傲慢なのは、まくしたてた上に強く自己主張した彼女のほうに見えるわけだが、彼女は傷ついていたはずだ。「スタッフに、自分に対する尊重が足りないから、正しいことが正しく動かない。自分はばかにされている」と感じて、追い詰められていたに違いない。だから、私は、彼女に同情してやまない。

私だって、四十代には、似たようなことをしていたはず。パワハラと陰口を叩《たた》かれる四十代の管理職の多くが、この罠に落ちている。自分の頭が回りすぎて、周りが「自分を軽んじて、言うことを聞かない」ように見える。度重なれば、傷ついて、絶望感に襲われる。だから、「おれは正しい。しかも、お前の仕事の査定をするのは俺だぜ。俺は、偉いんだぞ」と、言わずもがなのことを言う羽目になってしまうのである。

パワハラ上司になる前に、周りの「どんよりした目と、指示通りに動かない態度」は、「自分の頭がよすぎるせいだ。回転が速すぎて、みんながついてこれないんだな」と自覚しよう。

三十代は失敗適齢期だし、五十代は聴覚能力が衰える。みんな四十代にはついてこれないのである。上下の世代に対する同情が持てれば、人生は、いきなり明るくなる。おためしあれ。

パワハラを防止することば

誰かが失敗した場合。

「私も、〇〇すればよかった」と声をかければいいのである。

正しい道を指示したのに、間違った道を行って取り返しのつかないことになり、「だってナビが……」と言い訳した部下に対し、「豊田真由子さまの言うことが聞けないのか〜っ」と怒鳴ると、世間にぼこぼこにされるうえに、部下の脳は育たない。

部下は「上司がひどすぎる」と思うだけなので、自分の失敗だと脳が認知せず、夜眠っている間に脳が書き換えられることもない。脳が書き換わらないってことは、心が入れ替わらないってこと。心からの反省だけが、脳を育てる。

「私も、もう少ししっかり言えばよかった。あの道、ナビは教えてくれないけど、一番スムーズなのよ。ちゃんとそう言ってあげれば、あなたも聞けたのにね。言葉足らずでごめんね」

落ち着いてそう言ってあげれば、彼も「悪かったな」と思うだろう。たとえ、素直に謝らなくても、眠っている間に脳は変わる。

道を間違って遅刻している以上、怒鳴っても車は早く着かない。それなら、ここは、彼を落ち着かせ、しみじみと反省させた方が、お得である。

多くの職場のトラブルも、同じだ。怒鳴って威嚇《いかく》しても、取り返しがつくことなんてほぼゼロ。だったら、落ち着かせる方が、その後の進行が早い。さらに、しみじみさせれば、その夜、部下の脳が書き換わる。部下からの信頼が厚くなり、会社の評価も上がる。一石四鳥である。

ディープなもの忘れ

五十代に入ると、もの忘れしたことも忘れるので、かなり楽観的になる。

四十代のもの忘れは、「〇〇だったでしょ？」と言われれば、「あ〜、そうそう」と思いだせるレベルのものばかりだ。しかし、五十代に入ると、「そんな記憶がまったくない」というもの忘れが、ちらほらあらわれてくる。なので、多くの場合、もの忘れしたことに気づいてもいない。

最初に自覚したときには、かなりショックである。私は、ショックすぎて、爆笑してしまった。

私は、ここ四年ほどイタリア語を習っているのだが、自宅学習をひとりでするのはつまらないので、息子に無理やり教えこんでいる。我が家をしばしのカーサ（家）・

イタリアーナにして、イタリア語の定着を目論《もくろ》んでいるのだ。

そんなペアハラ（ペアレント・ハラスメント、我が家の造語）が始まって三か月ぐらいしたころ、息子が突然「コメ　スィ　ディーチェ　クエスタ　イン　イタリアーノ？」と言ったのである。私のまったく知らないイタリア語だったので、「それどんな意味？　すごいねぇ～、いつ覚えたの？　どこで仕入れたの？」と尋ねたら、「はぁ？　ハハに教わったんだよ」と彼。

私は、「絶対に、私じゃない」と主張した。だって、聞いたことないもの。意味は、「これ、イタリア語でなんというの？」だそうで、それを教えられても、まったくぴんとこない。そんな便利なイタリア語があったのか、パオロ先生も早く教えてくれたらいいのに、なんて思ったくらいだった。

しかし、息子が「自分のイタリア語のノートを開いてごらん」というので、半信半疑で開いてみたら、こはいかに！

なんと、最初のページに（最初の授業の最初の板書）に、このカタカナ語が書いてあるではないか。Come si dice questa in Italiano? のうえにルビとして振ってるのである。どうみても、自分の字。しかも、自分で、「これ、イタリア語でなんというの？」と添えてある。

私は、ミステリー映画の主人公になってしまったような不思議な感覚に襲われた。何かの陰謀に違いない、誰かが私の過去を書き換えてる（戦慄《せんりつ》）、的な。しかしまぁ、どこのスパイが、私のイタリア語の記憶をねつ造して嬉《うれ》しいのであろう。当然、私のディープなもの忘れである。

これが、生まれて初めて、泥酔《でいすい》時以外に起こった「自分のしたことに、まったく覚えがない」という自覚だった。本当に、驚いた。

世界中のおばあちゃんが陽気な理由

その話を、一緒にイタリア語を習っている、五十代半ばの女性二人に告げたときが、さらにおもしろかった。

「やだ、絶対に習ってない。少なくとも私は。あなただけが習ったのよ」と、二人とも断固として主張するのである。

そこで、私は、「あなたたちのノートの最初のページを開いてごらん」とにこやかに促した。もちろん、二人のノートにも、同じ板書の写しがあったのである。

彼女たちも、心底驚いていた。「だってさ、忘れてはいても、言われれば、あったよね、と思いだすものじゃない？ 記憶って。これだけ、しっかりノートしてるんだもん」

私たちは、自分たちの脳が、思いもよらない人生のゾーンに入ったことを自覚して、愉快でしかたなかった。大笑いである。こりゃ、世界中のおばあちゃんが陽気なわけだ、と納得して。

以来、私たちは、初級イタリア語を何度も繰り返していくことにした。初級イタリア語の教科書が一巡したら、新しい教科書をまた一巡する。先生には、「私たちはイタリア語を楽しみたいだけ。ペラペラになりたいなんて野望は一切ないので、何度も同じことで、私たちを喜ばせてください。ボケて、ここに来る道がわからなくなるまで、通うので」と宣言した。

「五十の手習い」の心得

現在、私たちの教科書は三巡目に入った。毎回、冒頭に、「ボンジョルノ（Buongiorno）って、こう書くんだった！　イタリア人は」を使わないんだったね」と感動しているような気がする。三回目になると、なんとなく記憶にあるのが素晴らしい。

そして、なんとこの夏、奈良で遭遇したイタリア人の会話が、全部聞き取れた。「○○に行きたいんだけど」「あー、ここね。とても素晴らしいよ。右からも左からも行ける。右から行くと遠いけれど、美しい道だ。左から行くと近いけど、興ざめさ」「継続は力なり」だなぁと、しみじみ実感。五十代、まだ、新しいことは覚えられる。調子に乗って、この秋、長らく懸案事項だった英語のブラッシュアップを始めることにした。

ただし、五十代からの語学は、何度も何度も繰り返すことが肝要だ。

このとき、本人の脳は「繰り返し」だと思っていない。これが、五十代の素晴らしいところだ。ほぼほぼ新しい経験に思えるので、同じ「知」に、何度も楽しく出逢《であ》えるのである。とはいえ、かすかには経験が重なっていくので、いつかは定着する。

五十の手習いは、成果を求めず、繰り返しを楽しむことを目的にしたらいい。授業料のコストパフォーマンスは悪いが、学びというより、娯楽だと思えばいい。楽しい時間を買うのである。「たかがボンジョルノ」に三回分払ったと思うと悲しいが、「たかがボンジョルノ」で三回遊んだ、と思えば愉快だ。

五十までできなかったことを手にするのである。今さら急ぐこともない。しかも、人生は、まだ半分残っている。時間はたっぷりある。

五十代、本質を知る脳

さて、五十代。

脳が、十分に「失敗しにくく、成功しやすい」状態になってくる。失敗のときと同じように、成功して嬉しい思いをしたときも、脳は、その晩眠っている間に書き換わる。閾値が下がって、成功回路に信号が行きやすくなるのだ。優先順位が上がるのである。

複数種の成功に共通に使われる回路があれば、その回路は何度も閾値を上げることになり、優先順位がいっそう高くなる。

そして、あらゆる成功に使われる、共通の回路。最高水準の優先順位を誇るそれこそが、成功の秘訣《ひけつ》、「本質」の回路である。五十六歳近くなると、その回路が目立ち始める。

三十代の惑い（失敗事例の蓄積）と、四十代のいら立ち（成功事例が増えてくるものの、周りの理解が足りない）を乗り越え、脳は五十代に本質を知る。

孔子の言う「天命を知る」は、この事象を言い当てているのである。孔子だけじゃない、すべての脳に、それが起こる。その脳が生きる環境においての本質を知るのだ。

誰もが人生の達人になる

本質の回路は、膨大な失敗の果て、成功事例をいくつも重ねて、脳に仕上げられる回路であり、人に教えられたり、「一方向の成功事例」だけを恣意《しい》的に繰り返すだけでは手に入らない。

長く生きること。たくさん泣くこと、転んで傷ついて立ち上がること。それだけが、脳を成熟させる。つまり、人生そのものである。

見方を反転させれば、人生は、脳を成熟させるために、わざと過酷なようにデザインされている、という捉《とら》え方もできる。私たちの脳に宿った意識は、本当は、宇宙の外からやってきていて、意識のレイヤを上げるために、この宇宙で修行しているのかも。

なぜなら、才能がある人ほど、人生から大きな苦難を突きつけられるからだ。そして、それを乗り越えて、大輪の花を咲かせる。脳科学的には「苦難を乗り越えて、脳が良くなったから成功した」と言えるのだが、才能のある人には、そもそも凡人に降りかからないような苦難が降りかかることが多いように思えてならない。

というわけで、苦難が降りかかったとき、「なぜ、私だけ？」なんて嘆きたいときには、「私って、特別な才能がある、神に選ばれた人なんだ」と思えばいい。私が、保証する。

逆に、環境に恵まれ、失敗を回避する育ちをしてきた人も、それはそれで成熟する。依存の達人になれるからだ。上手に甘えたり、品位を失わずにやんわりと人を攻撃できたりするので、周りが言うことを聞いてしまう。お金持ちの美女に生まれれば、そういう生き方もある。

五十六歳まで生きて、人生の達人にならない人はいない。中には、あまり周りに威張れない達人、たとえば卑屈の達人や、何もしないことの達人もいるけれど、脳は、世間でいう「いい人、気高い人」のありようなんて知ったことじゃないからね。繰り返してきたことの、達人域に入るだけだ。

ネガティブの達人は、人のことばをすべて、見事なまでにネガティブ変換してしまう。同じことが、ここまでダークになるのか、と感心するくらいの「変換器」。その装置の本質は、五十六歳を過ぎたら、もう変えられない。

というわけで、五十六歳を過ぎた困った人には、できるだけ関わらないことだ。一目散に逃げること。隣人や親や上司だったりして、やむなく傍にいることになっても、そのことばを心で聞いてはいけない。つまり、相手にせず、気にしないことだ。

六十代、理由の要らない納得

さて、本質を知る五十代だが、六十代に比べれば、まだ青い。五十代の知る本質は、文脈依存の本質。因果関係の真理を言い当てる。どうすればいいか、何が正しいかに迷いがなくなる。

六十代に入ると、本質の回路の抽象度が上がり、直感の域に入ってくる。存在の真理が腹に落ちる。ことばにならない納得が、降りてくるのである。

野に咲く花にも、人生の真髄を感じるような達観の域に入ってくると、これが本当の脳の成熟期だ。この世の生きとし生けるものの存在意義、あらゆる事象の意味を知る。ことばではなく、「腹に落ちる」という感覚で。

そういう成熟脳で、孫を抱けば、夢中にならないわけがない。いい子だからかわいい、慕ってくれるからかわいい、などの「〇〇だから」が、もう要らない。

六十代に降りてくるのは、ことばの要らない納得である。理由の要らない納得、と言い換えてもいい。

六十～七十代は、旅と習い事の好機

考えてみると、能や書や古美術など、ことばにならない深遠の芸術は、いつの時代も六十代、七十代が支えている。私は、若いときには母のお供で能を観《み》に行ったし、今は友に誘われていく。三十年前も、会場の大半は六十～七十代が埋めていたし、今もそうである。

ことばにならないものを、ことばにしないまま受けとめ、感応し、愛《め》でる教養。芸術を鑑賞する者として、最高水準の脳になる。

もちろん、芸術のみならず、〝世界〟を鑑賞する天才でもある。桜や紅葉の一期《いちご》一《いち》会《え》が心にしみわたり、木漏れ日のひとすじ、雪のひとひらにも、ほろりとする。若き日の感受性とはまた違う、人生を味わい尽くす感覚である。

六十～七十代は、旅と習い事の好機とも言われる。地球の裏側の、初めての町に降り立っても、その街のありようが、まず、すとんと腹に落ちる。能や書の真髄に触れるような感覚で、人々の暮らしの真髄に触れる。若い人が持って帰れない感性情報を、やまほど持って帰れるのである。

六十〜七十代は、それをあまりことばにしないから（ことばを超えたところにある深遠の納得だからね）、その真骨頂が若い世代には伝わりにくいが、この世代が元気でないと、国は威信を失い、芸術は衰退してしまう。お国のため、世界のため、この世代は、精力的に「この世」を楽しんであげなきゃいけない。この世代が動くことの効果は、経済効果だけじゃないのである。

老人は頑固でせっかち？　とんでもない！

「ことばの要らない納得」脳で出す結論は、めちゃくちゃ、きっぱりしている。理由もあまり語ってくれない。「ああだから、こう」という因果関係で答えを出すわけじゃないから、ことばの補足がしにくいし、面倒なのである。本人にとっても「いきなり、腹に落ちる結論」なので、議論の余地もない。

下の世代からすると、いきなり白黒つけて、理由を聞いても面倒くさがり、こちらの言い分を聞かず、「早くそうせい」とせっつくように見える（というか、実際そう）。

しかし、これも、わがままなのではなく、深い確信と親切心のなせる業《わざ》なのである。

自分も成熟脳になってみれば、きっとわかる。

頑固で、せっかち？　とんでもない！　見事なほどに、即断・即決・即行の脳なのだ。瞬時に出た答えであっても、四十代までの「熟慮」「深慮」より、深いところで出す答えである。即断・即決の中に、人生のすべてがつまっている。ことばを添えてくれないからと言って無思慮ではなく、軽率とはほど遠い。成熟脳の言うことには、したがっておいて間違いはない。

人生の師

孔子は、六十にして耳順《したが》う、と語った。

六十にして、人の言うことに素直に耳を傾けられるようになった、ってあなた、と、私は孔子に突っ込みを入れてしまいそうになった。この人生論を初めて目にしたときのことだ。

三十にして立つ、四十にして惑わず、五十にして天命を知る……と、人生を誇り高く語ってきたのに、この着地？　続いて「心の欲するままに生きても人の道を踏み外すことがなくなった」なんて、あまりにも、しょぼいような気がしたのである。

しかし、後に脳科学で人生を分析してみて、このことばの意味の深さを知った。六十になると、目の前の若者の本質がすとんと腹に落ちるから、その若者が何かわけのわからないことをまくしたてても、彼の魂のメッセージを聞いてやれる、ことばの底にある真実や悩みをくみ取ってやれる、ということではないだろうか。

若い世代は、六十代以上の人生の師を持つべきである。これほどの、人生羅針盤はない。特に、惑える三十代、もがく四十代は、成熟脳世代の友人を持つといい。まるでモーゼのように、混沌《こんとん》の海を割って、道を作ってくれるに違いない。


しかしながら、難しいのは、その成熟脳が自分にとって、いい方向性への達人かどうかだ。

先にも述べたけれど、ネガティブ達人の即断・即決・即行に巻き込まれたら、たいへんなことになる。どんな知性も太刀打ちできない。ポジティブすぎる達人も、人によっては疲れるし。

私の脳科学の師は、こう言った。「成熟脳世代の言うことには、いちいち理由を求めず、素直に従ってみなさい。すると、迷える世代にも、不思議と人生の道筋が見えてくる。ただし、その相手は選ばなければならない。尊敬できる老人の言うことは、四の五の言わずに素直に受け止め、尊敬できない老人からは、一目散で逃げることだ」

もう一闇《ひとやみ》くる

私自身は、四十三歳で会社を設立したとき、このアドバイスに従って、ビジネス界を知り尽くした六十代の銀行OBに来ていただいた。

それから十五年、副社長である彼の深い思慮と直感に、どれだけ救われてきたかわからない。

二〇一〇年の秋のことである。

そのころ、二〇〇八年のリーマンショックの影響で、ビジネス界は、冷たい湖の底に沈んでしまったようになっていた。こういうとき、企業は最初に広報の予算を削る。マーケティングを生業《なりわい》とするわが社は、かなり厳しい二年間を過ごしていた。二〇一〇年の秋、「この闇も、そろそろ抜けますかね。研究開発の規模を広げたいんですが」と言った私に、副社長は「いや。こういう雰囲気のときは、もう一闇くる。銀行屋の直感ですが」と言った。

私には、そのことばだけで十分だった。私たちは、研究開発をいったん凍結して、会社をとにかく小さくした。転職できる若い社員には、辞めてもらいもした。冬眠と言っていいような状態が、二〇一一年二月に整った。

翌月、未曾有《みぞう》の大地震が東日本を襲った。半年間、ほとんどの企業セミナーが中止になり、いくつものコンサル契約が解除された。零細企業のわが社では、新たな開発や人材を抱えていたら、立ち行かなくなっていたと思う。

あのときの直感。おそらく、地震を予知したわけではなく、「闇の底を見たような気になったときは、もう一闇を用心しろ」という、戦後の高度成長期を駆け上がってきた金融マンの経験知なのだろう。

こういう閃《ひらめ》きができる人工知能なんて、どうやって作ったらいいのだろう。今の方法では、見当もつかない。

アラウンド八十の底力

六十代でもここまで素晴らしい脳の力だが、まだまだ進化を続ける。

孔子は、「七十にして心の欲する所に従って矩《のり》を踰《こ》えず」と言った。心のおもむくままに行動しても間違いがない、オールOK! なのだ。

私は、あるとき、八十歳近い女友達に舌を巻いたことがある。

四十代の終わりの頃、同世代の女友達とふたりして、年上の素敵な女性に会いに行った。その道すがら、友人が、ふと苦しい胸の内を明かしたのだ。夫以外の男性に、恋をしてしまったのだと言う。夫と別れる気があるわけじゃないし、どうしたらいいかわからなくて苦しい、と。

婚外の恋は、たしかに苦しいけれど、自分の恋心を楽しんでみたら、どうかしら。「恋をしている自分」を見ている観客みたいな視点を作って、オシャレをしたり、どきどきしている自分を愛でてみる、とか。大人同士だもの、デートをしてもいいと思うわよ。家族を巻き込まない覚悟と品位があれば、なんとかできる。そのうち落ち着いて、いい友達になれるかもしれないし。

そんなふうにアドバイスしてみたけれど、彼女は、こう言って抵抗した。「行き先というか、目標がない気持ちって、どうしたらいいかわからない。独身なら結婚がゴールでしょ? この恋のゴールはなに? ゴールがないと、どうしていいかわからない」

上昇志向が半端《はんぱ》なく強いキャリアウーマンの彼女は、何にせよゴールに気が焦り、プロセスを楽しめない癖があったのだが、婚外の恋に輝かしい目標を立てるって……そりゃ、無理でしょう。

「じゃあ、あきらめるしかないかもね」と言ったら、「あきらめられるくらいなら、こんな相談してないわよ」となげく。

そんな堂々巡りを二周した後、私たちは、海辺のモダンなおうちに着いた。美味《おい》しいワインをいただきながら、二時間ほどおしゃべりをした後の帰り道、先の女友達が、こう言ったのである。「いほこさん、あの方に、私の恋の話をした？」

「いいえ。ずっと三人だったじゃない。話す暇がどこにあるの？」と答えると、「そうよねぇ」と思案顔の彼女。「実は、あなたがお手洗いに立ったとき、あの方がふと、こうおっしゃったの。──女はね、誰にも言えない恋の一つもしないと、女って言わないの。いほこさんだって、そういう恋、してると思うわよ。恋の相手にさえ言わない恋でもいいんだから、って」

彼女は、すっかり肩の力が抜けて、「この気持ちは、この気持ちのまま、しばらく楽しんでみる」ことにしたのだそうな。それにしても、なんて、素敵なアドバイスなのだろう。

私たちがびっくりしたのは、彼女が、なぜ、そんな的確なアドバイスを口にしてくれたのだろう、ということ。

彼女の成熟脳には、きっと、目の前でワインを傾ける四十代女子の恋の苦しみが映ったのだろう。彼女の脳が持っている「プロセスを楽しめない」という〝しこり〟も。そのしこりを鮮やかにほぐしてくれた珠玉のことばは、考えた末などではなく、ふと口を突いて出たのに違いない。

ここに、成熟脳の素晴らしさがある。問題をつまびらかにしなくても、本質の答が、口を突いて出てしまうのだ！

孔子ではないけれど、脳は七十代ともなれば「心の欲するままに従えば、真理を突く」域に達してくるのである。

九十代、人類の宝

こうして完熟の八十を超え、出力性能最大期は八十四歳まで続く。

では、その後、脳は、どうなるのであろうか。

どうも、脳は第四ブロック、すなわち百十二歳までを射程範囲に入れているようである。

現役のまま九十代に突入すると、脳の一部が若返るという所見まである。

右脳と左脳をつなぐ脳梁《のうりょう》という場所は、年を取るにつれて細くなっていく。右脳は感じる領域、五官から入ってきた情報を取りまとめてイメージに変える領域である。左脳は顕在意識と直結して、ことばを操る領域。この二つの領域の連携線が太いと、感じたことが顕在意識に上りやすく、気づきの量が多くなる。

脳は成熟するにつれ、この脳梁を細くして、外界の影響を受けにくくする。自分の内的世界が充実して、直感で見事な答えが出せるからだ。というより、「自分のうちの声」を聴きやすくするために、ここを細くするかのようにも見える。

しかし、九十の声を聞き、脳が十分に成熟した後、もう一度、この意識の〝水栓〟を開くのである。

十分に成熟した脳が、若返ったみずみずしい感性で、もう一度この世を見る。それはいったい、どんな世界なのだろう。

九十代現役の大学の先輩は、こうおっしゃった。「八十くらいまでは、この世をカーテンの向こうにみているようなもの。八十半ばを過ぎると、カーテンが開くのよ。お楽しみに」

漢文学の神さま、白川静先生は、九十代に歴史に残る大辞書を三冊編んだ。私が尊敬してやまない脳科学の角田忠信先生も、九十の声を聞いてから、『日本語人の脳』という名著を出版された。今年、百五歳で亡《な》くなった日野原重明先生の残したことばは、人類を導く。

九十代の脳のゆるぎなさと、その人にしか紡《つむ》げないことばを生み出すみずみずしさは、枚挙にいとまがない。人類の宝だ。

脳は、百十二歳までの旅を、しっかり用意してある。

脳は、寿命を知っている

一方で、人の寿命は人それぞれである。

角田忠信先生の研究室に出入りしていたころ、「脳はあらかじめ寿命を決めている」としか思えないような所見がある、というお話を伺った。寿命というより、「脳がこの年齢をもって、生き切ったとする」と表現したほうが正しい。実際の寿命と、脳が決めたそれがずれるケースもあるからだ。

先に述べたように、ヒトの脳は、自分の満年齢の整数倍の周波数の音に反応するのだが、それと同じように、脳が反応する周波数がいくつかある。その中に、寿命を示すと思われるものがあるのである。

ヒトは、脳のゴールを知っていて、そのゴールに合わせて、自分の脳や体を、静かに折りたたんでいくように思える、と、先生はおっしゃった。いくつであろうとも、あらかじめ決めた終焉《しゅうえん》で逝《い》く脳は、なんらかのこの世の秘密を見て、うまく枯れて、静かに散るのではないだろうか、と。

私も、このお考えに強く賛成する。昔から、早く逝く人は、死に向き合うもっと前から成熟が加速するような気がしていた。

脚が弱った身で、地球の果てにまで行きたい冒険心があったら、きっとつらくてしようがない。だから、脳は、思念空間を小さく折りたたみ、家の中のことくらいしかわからなくなる。

脳の残り時間が短い身で、遠い将来にまで希望が湧《わ》いたら、きっとむなしくなってしまう。だから、脳は、思念時間を小さく折りたたみ、長い文脈を紡げないようにするのだろう。

世の中の仕組みがよくわからなくなった、ちょっと前のことを忘れるようになった。これをボケと呼んで、ネガティブな「病状」にしてしまうのは、どうにも違和感がある。だって、誰もが行く道なのである。病気ではない。脳が、穏やかに終焉を迎えるために、想定内でしかけたイベントなのだもの。

どうも私たちは、生まれたときに「この度の、この宇宙で過ごすバカンスは、やや短期でいく」とか「今回は、覚悟を決めて長期滞在型にする」と、決めているようなのだ。

どの脳も、その脳が決めた人生というバカンスを堪能《たんのう》して、最後は、なんらかのこの世の秘密を知って旅立つのなら、長生きかどうかなんて、この際、どっちでもいいのかもしれない。

脳は百十二歳までは進化が約束された、賞味期限の長い装置である（その先もあるのかもしれないが、まだ研究が及んでいない）。

その装置を、いつまで使って、どこまでこの宇宙を楽しむかは、私たちの脳が決めることだ。他人にとやかく言われることじゃない。

長生きを憂《うれ》うこともないし、早めに枯れても、敗北感を感じることもない。誰もが、その脳の最高の人生を生きているのである。

宇宙バカンスをご一緒する皆さま、これからも、ぜひ、共に楽しみましょう。

「情」を科学する

ことばの触感を楽しむ　～潜在脳を刺激する語感の正体

「あなたの声は、触感を刺激する。あなたは、触感の魔女だね」

初対面の私にそうおっしゃったのは、ルネ・ヴァン・ダール・ワタナベ氏である。日本の雑誌に今や欠かせなくなった星占いは、この方が雑誌「non-no」や「女性自身」に掲載したのが草分けと言われる。占星術師として有名になられたが、本来は神秘学の研究者であり、感性を研究している私にも、「人が感じること」の豊かさや意外性について、多くのヒントをくださった。


さて、冒頭のセリフは、初めて言葉を交わした直後のこと。ほんの二、三言交わしただけで、この方は、私の本質を見抜いたのである。私は、ことばの触感の研究者だ。

「はい。私はなによりも、ことばの触感を、聞き手に伝えたいと思ってしゃべっています。私にとって、ことばは触感ですから」


胸を突かれてしばらく絶句したのち、私はそう答えた。

私がもらった、生涯最速にして最も深い理解のことば。故ワタナベ氏は、どんな目で、世の中を見ていらしたのだろう。いや、触覚というべきか……？

ことばの触感

ことばには、触感がある。

たとえば、S音を発音するとき。息は、口腔《こうくう》表面をあまねく撫《な》でるように滑り出る。上あごや舌には細かい凹凸がある。この上に息を滑らすと、「流体の移動距離に対して、触れる表面積が大きい」という熱力学的事象をつくり出す。これは、空冷装置と同じ構造で、息の温度を一気に下げるのだ。

S音は、だから、爽《さわ》やかなのである。爽やか、涼やか、清涼感、爽快《そうかい》……これらはすべて、S音はじまりのことばだが、それは偶然ではない。S音を意識して発音してみれば、どなたにも口腔内温度が下がるのがわかるはずだ。

ちなみに、口腔表面を擦《こす》ることばの音は、S音以外に、ツとヒがある。どちらも、「冷」の読み（つめたい、ひえる）に使われていて興味深い。ヒは、肺の中で温められた熱い息が喉《のど》の一点に当たるので、まずは熱い。そして、口腔表面を滑った息が冷たく唇に当たる。日本語の音の中で、最も熱く、最も冷たい音でもある。そして、日本人は、火にも氷《ひ》（氷雨《ひさめ》、氷室《ひむろ》）にも、この音を当てている。

サ行音の中でも、サとセは、特に息が強く口腔表面を拭《ぬぐ》う。穢《けが》れを拭い去った感覚が口元で起こっているのである。「さっぱり」「爽やか」「清潔」「清涼」は、その意味の出来事が、口腔内で再現されている。

さらに、S音の発音後、潔《いさぎよ》く口を開けるサは、口腔表面が乾くので、「さばさば」したドライな印象も含んでいる。「さぁ、さっさと行こう」と言われれば、未練を残す暇もない。

口蓋《こうがい》を低くして、舌を平たくするセには、広く遥《はる》かな感じが伴う。「生前」と表現したとたんに、故人は、穢れを拭われ、静かに遠くなる。

ソは、少し特別だ。S音を発した後、口を大きな閉空間（母音Oの口腔形）にするので、滑り出る息の速度がおちて優しくソフトになる。さらに、息の一部が口腔内に循環してほんのり温められる。このため、クールダウン＆ウォームという癒《いや》し感覚が伴うのがソの特徴でもある。

不満や怒りを溢《あふ》れさせている人の話は、「そう」「そうなの」「それはひどいね」という相槌《あいづち》で聞く人が圧倒的に多いが、これは、無意識のうちにソの触感で、相手をなだめているのである。優しく撫でて、クールダウンして温めて、包み込む。たった一拍のことばの音に、それだけの「ものがたり」があり、それだけの力がある。

語感は触感である

ことばには触感がある。口腔という感じやすい場所に息を擦らせ、声帯や舌を振動させて発音している以上、当たり前のことだが、意識している人は少ない。ことばの触感は発音の運動に伴う感覚で、小脳が担当しており、ここは無意識の領域の器官だからだ。しかし、小脳は、空間認識を司《つかさど》り、イメージ生成の基盤となる場所。ことばの触感のものがたりは、意外にも大きく、私たちの脳に影響しているのである。

私自身は、だから、語感の正体は、発音時の体感（ことばの触感）であると定義している。もちろん、耳の聴こえ（大脳聴覚野）の影響もあるのだけれど、小脳の処理は、大脳の処理に先んじて起こるし、聴覚と触覚が感じることは、そんなに違っていないからだ。たとえば、筋肉を硬くして出す音（K音やT音）は、耳で聴いても硬い感じがする。硬い金属を叩《たた》けば、硬そうな音がするのと同じように。

聴いた感じを客観的な指標にするのは難しいが、舌の硬さや息の強さ、上あごに当たる舌の接触面積などは客観的に語れるし、相対数値も与えることができる。ということはコンピュータで語感を数値化することもできるわけで、将来、ロボットにことばをしゃべらせるとき、「癒し語感モード」とか「爽やか語感モード」を設定することだって可能だ。語感研究を、ことばの触感に絞れば、科学の俎上《そじょう》に載せることができるのである。ちょっと未来的で、わくわくしませんか?

とはいえ、このことを最初に指摘したのは、かのソクラテスである。それは、二千四百年ほども前のこと。ソクラテスは、プラトンが残した『クラテュロス～ことば（あるいは名前）の正しさについて』という文献の中で、「ことば（あるいは名前）とは、それが指し示すところの事象の、口腔による模倣である」と語り、その一致を見る言語体系こそが正しいと説いている。

爽やかな夜

爽やかな朝、優しい夜。

どちらもよく聞く組み合わせだと思う。前者は、晴れた日の朝のTV番組で、後者は歌謡曲の歌詞で。

けれど、形容詞と名詞の組み合わせを逆にすると、どうだろう。優しい朝、爽やかな夜。あまり聞いたこともないし、改めて聞いてもなんだかぴんと来ないのではないだろうか。

とはいえ、実際に「優しい朝」がないわけじゃない。信州生まれの私は、寒気が緩む春の朝を確かに皮膚感で「優しい」と感じたし、学生時代は奈良にいて、ミルク色の朝もやが立ち込める盆地の朝を視覚的に「優しい」とも感じていた。

「爽やかな夜」も同じだ。たとえば夏の高原の夜、清々《すがすが》しい風に吹かれて、きらめく星座を見上げる。それは、きっと爽やかな環境なのだけど、「爽やか」ということばはどうにも似合わない。

サワヤカの発音は、語頭のサと語尾のカが、口腔内に吹き渡る風と開放感をもたらしている。朝らしい朝の風景そのままだ。

中盤のワヤは、膨張と揺れの音。ワは、ウアを一拍で発音する。口腔に奥まった感じをもたらすウから、開放感をもたらすアへの一瞬の変化なので、膨らむ感じがするのである。続くヤは、イアを一拍で発音する。口腔に鋭い緊張感をもたらすイから、開放感をもたらすアへの一瞬の変化なので、舌が揺れるとともに緊張緩和をもたらす。

この組み合わせは「物事が膨らんで揺れ、やがて弛緩《しかん》する感じ」を作りだす。まさに関西弁の「わや」に当たる。「爽やかな朝」におけるワヤは、「これから始まる一日のさまざまなこと」を彷彿《ほうふつ》とさせている。

だからだろう。サワヤカがもたらす開放感と雑多な躍動感は、朝にこそふさわしく、いかに清々しい空気の下であろうと、夜の帳《とばり》には似合わないのである。

私たちは、無意識ながら、そのことを知っている。そうして、自然に、ことばの組み合わせをチューニングしているのである。

名に寄せられる期待感

こうして、ことばの触感は、潜在意識に深く入り込み、イメージを確立する。


人の名だと、その名の持ち主に対して、一定の期待を生み出すのである。シュンスケは、口腔内を三度風が吹き抜け（シュ、ス、ケ）、発音点が行ったり来たりする（シュは歯、ンは喉、スは歯、ケは喉）。機敏に動くスポーツ少年を彷彿とさせる。シュンスケが愚図だと、女の子は、かなりがっかりする。

いっぽう、息が口腔内に三回留まるマナブくんやマコトくんは、機敏に動くことは期待されていない。だから、スポーツ少年じゃなくても大丈夫だが、勉強か趣味（長く時間をかけてものにすること）に長《た》けていないとがっかりされる。

あなたの名は、どんな期待をかけられているのだろうか。口腔に起こる触感のものがたりを意識して、何度か発音してみてほしい。きっと、名に寄せられた「いのちへの期待」が降りてくるはずだ。

自分の個性と、名に込められた期待感がずれていたらどうしようと不安になるだろうか。でも、大丈夫。生まれたての赤ん坊が発するいのちの色合いは濃くて見逃しようがない。ほとんどの赤ん坊が、その個性にふさわしい名を得て、その名の通りに育っていくからだ。

襲名という試練

桂三枝さんが「六代目　桂文枝」を襲名された。

爽やかに表面を滑るサンシに対し、唇に雑振動を作りだすブンシは、相手の中に無遠慮に入りこんでかき回す触感だ。サンシが爽やかな撫でるようなコミュニケーションを期待されるのに対し、ブンシは「人とのぎくしゃく」を楽しむことば。ちょっとした痛みを伴うくらいのけれん味と、他者の領域に一歩踏み込むことを期待される名なのである。今までの芸風に、きっと新たな展開を重ねなければならなくなる。しかも、この方の場合、正反対の色合いを持つので、深い玉虫色の輝きを見せてくださるに違いない。ファンとしては願ってもないことだが、こう見ると、襲名とは厳しいものだと思わざるを得ない。

そういえば、ほぼ同時期に市川猿之助を襲名された亀治郎さんも、最初はかなり戸惑っていらしたようだった。カメジロウは、メの甘くこもる感じとジのゆれる感じが甘い余韻を残す。秘密の若い恋人のような、愛《いと》おしい語感なのである。対するエンノスケは、人との距離を遥かにとってしまう。口腔を低く広く使うエとケ、息を遠くへ飛ばすスの効果である。

亀治郎さんのファンにとっては甘えん坊の息子が巣立つようであり、亀治郎さんにとっては、「エンノスケさん」と呼ばれるたびに、周囲が遠く感じてしまうのではないだろうか。憧《あこが》れを誘う素晴らしいスターネームだが、カメジロウからの変化では、かなり寂しい感じがするはず。しかしながら、それを乗り越えて、この方は大きく飛《ひ》翔《しょう》していかれるのだろう。

襲名の妙が創《つく》り出していく、芸の深みがある。逆に言えば、何人ものいのちを与えられて完成していく「超人格」が、この名の下にある。日本文化の中の、特筆すべき点だと私は思う。

乳首コレクション

最近、私は乳首をコレクションしている。

猟奇的なことではないので安心してください。哺乳瓶《ほにゅうびん》の吸い口の部分のことである。

実は、世界各国、乳首のかたちがずいぶん違う（重ねて言うが、哺乳瓶のそれである）。

日本の乳首は、電球型。全方位に無邪気に丸い。これは、実際のママの乳首に近い形なので、世界中の赤ちゃんが、この形の哺乳瓶を与えられていると信じていたら、実はそうではないのである。

口腔を低くして、上あごを強く擦る子音を多用するドイツ語圏の赤ちゃんは、硬め平ための乳首を与えられている。衝撃的なのはおしゃぶりで、平たく硬い板状のものを赤ん坊にくわえさせる。いかにも、将来、「シュツッ」だの「シュケッ」だのを多用するタフな口元になりそうなツールだ。

日本語とよく似た母音優位の発音をするイタリアは、日本と同様の電球型。母音アイウエオをしっかりと発音する両国は、ことばの発音において、口腔を上下に微細にコントロールする。「アルデンテ（パスタの絶妙の茹《ゆ》で具合）がわかるのは、日本人とイタリア人だけだ」とイタリア男はよく言うが、これは単なる口説き文句というわけじゃない。本当に、この二つのことばの使い手は、食べ物の弾性に敏感なのである。

エジプトの乳首には、内側に、ななめの筋が付けられている。つまり、口に含んで吸うと、乳首が少しねじれて、ミルクが運ばれるのだ。絞り出す、という態《てい》になる。アラブ語は、たとえば、コーランを唱える音声を聞いていると、深く響いて揺れる独特の子音を持っている。日本人の私にはわからない方法で口腔を使うのだろうとは予想していたが、あのねじれの乳首に、その子音を育てる秘密があるのかもしれない。

赤ちゃんは、話しかけられると、その表情筋の動きをそのまま脳裏に映しとる。授乳中話しかけられたことばの触感を、そのまま舌でなぞっているので、ドイツ語で話しかけられる赤ちゃんは、ドイツ語の発音構造に似合った乳首が気持ちいいし、当然、各国でそうなのである。

けれど最近、授乳中に携帯端末に夢中で、ろくに話しかけないお母さんが増えていると聞く。その赤ちゃん、何語に長けた口腔に育つのだろうか。

ことばの触感で世の中を見ると、意外なことが見えてくる。私自身のことばを遊ぶ旅は三十年を超えたが、まだまだ終わりが見えない。

（集英社「kotoba」二〇一二年秋号掲載）

言葉は媚薬《びやく》となりうるか　～心をとろかす、音韻の秘密

女は、言葉でイク。それは、本当である。

しかし、そのことは、男性諸氏が想像しているのとは、少し違う事象なのではないかと思う。

よほど自己愛の強い女か、言葉で嬲《なぶ》られるのが好きな性癖の女でない限り、ベッドで饒舌《じょうぜつ》な男なんて、女にはただ気持ち悪いだけだ。そもそも上質の女たちは、男性脳がおしゃべりのために作られていないことを知っている。黒川伊保子の本なんて読んでいなくても、自然にね。言葉を連ねる男なんて、魂がそこにないことを証明しているようなもの。興ざめである。

オトナの男女の肌合わせは、たとえ夫婦であっても、一期《いちご》一会《いちえ》だ。そこに至ることは簡単じゃないし、ここからいつまでこういう営みを続けていかれるかわからない。ただただ、忘我にして陶酔の境地にいてほしい。願わくは、肌に触れた途端に、深いため息をついて、絶句してほしい。ベッドでは、男の沈黙もまた、艶《つや》めく「言葉」な

のだから。

それでも、女は、言葉でイク。

じゃあ、どうすればいいんだよ? という読者諸兄の声が聞こえそうである(微笑)。

もちろん、そのことにお応《こた》えするのが、この原稿の主旨である。

言葉の飴玉《あめだま》

女が欲しいのは、脳の中でリフレインできる「きっかけの言葉」だ。

上りつめていくとき、飴玉のように、脳の中で甘く転がす言葉。たった一言でいい。

今、自分の肌に触れて絶句している男が、先にくれた一言を、女は脳の中で繰り返す。

無意識のうちに、それをしていることもある。その脳内言葉の効果は、男性の想像を超えて絶大なのである。

しかし、その言葉の多くはベッドの中にはない。その日、ふと心をほどくきっかけになった言葉、あるいは、心をときめかせた言葉。男にしてみれば、本当にさりげない一言だったりする。

たとえば、デートの初めに自然に口から出た言葉、「やっと、会えたね」とか。たとえば、些細《ささい》なことに意識がひっかかって堂々巡りをして、「そんなこと気にするの？ かわいいね」と言われたとき。

当然、褒め言葉も効く。寿司《すし》屋のカウンターで、「おや。きみの指は、きれいだね。白魚のような、というけれど、こういう指だったんだな」なんて言われて、三時間後、ベッドに入って、ことさら指を優しく撫でてくれたら、これはもう、忘れられない一夜になる。下半身の頑張りなんて、こんな言葉の媚薬には、到底かなわないのである。

心に残る言葉なら、何年も使うことがある。私自身は、その日ベッドに至るまでの間に「言葉の飴玉」をもらえなかったときは、とっておきの「保存食」を取り出すことにしている。一生使える珠玉の言葉を、ちゃんともらっているからね。

「きっかけの言葉」を渡せたかどうか自信がない方は、一つになった直後に、一言洩《も》らすといい。「やっと、ひとつになれたね」「ああ、ほんとうに、きれいだね」「気持ちいいなぁ」、基本的には素直な感想で十分だ。何か気の利《き》いたことを言おうとするのは止《や》めたほうがいい。下半身が反応してきたら、言語機能がいっそ散漫になる男性脳のこと、頑張ろうとすると言葉をかむし、ここで言葉をかむのはご法度《はっと》だもの。

何も思いつかなかったら、一つになった瞬間に、感じ入ったように相手の名を呼ぶことだ。これは最終兵器である。毎回繰り返しても、ちゃんと「言葉の飴玉」になる。

なぜなら、人生の初め、その赤ん坊を愛する人によって与えられる名は、その人のいのちの放つ色彩によく似ているから。いくつになっても、その人の魂にみずみずしさを呼び起こす、魔法の言葉なのである。私は、年を重ねるほど、人は名で呼ばれるべきだと思うし、最短にして最も効果のあるピロートークだと思う。

言葉に惚《ほ》れ直す、ということ

先日、輝くような才能を見せてくれた、世にもチャーミングな青年を、事故で失ってしまった。二十四歳の若さである。

私はただのファンに過ぎない立場だが、心酔していた稀有《けう》な才能に二度と触れられない、その喪失感は思ったより深く、身内の死とはまた別の悲しみを私にももたらした。

……世界の一角が消えてしまった。

私の大好きな人は、憔悴《しょうすい》する私に、短いメールをよこした。

「そう……。

神から与えられた現身は神に召される。

それに立ち会えたならば、それ以上の幸せはないよ。

悲しまなくてもよい。」

悲しまなくてもよい、って、あなた……と、私は、絶句してしまった。意味的には、反論したくなる、この言葉。しかし、「よい」という語感が、私を捉《とら》えて放さなかった。意外にも気持ちよかったのである。私は、メールを返した。

「そうね。

理屈ではわかる。悲しまなくてもいいってこと。

きっと彼は、楽しげに、天にいる。

……けど、悲しみは、とめられないのよ。」

彼はまた、短いメールをくれた。

「理屈ではなく、大いなる意思を感じるのだよ。

その人と、あなたの中のね。

だから、悲しまなくてよい。」

今度の「よい」は、しっかりと私を抱きすくめてくれた。絶対にことばなんかじゃ癒されないと思っていた悲しみが、不思議なことにゆらりと揺れて不確かになり、私の中の、消えた世界の一角が戻ってきたのだった。

ある若者が生きて輝いたこと、私がそれに触れたこと、そして、私の大好きな人が私の（魂の）傍にいてくれること。人生は、捨てたものじゃない。心底、そう思えた。ほんの数日前の出来事である。

長い付き合いの男に、こんなふうに、改めて惚れ直すことがある。互いに年齢を重ね、オトナになった。若いころに比べて、ことばは少なく、そして深くなっていく。「悲しまなくてよい」――は、ここからの人生で、きっと何度も私の「言葉の飴玉」になっていくのだろう。やがて、ずっと先、もしも彼が先に逝《い》ったなら、彼自身のことばが、私を包み込んでくれるのに違いない。私は、きっと、この言葉で、たった一人でもイクと思う。

上質な男は、ヤ行音を使う

「よい」――は、ヤ行音で始まる言葉である。

〝上質な男の情緒は、ヤ行の中で揺れる〟

実はこれ、女を五十二年間、ことばの研究を三十五年、男女脳の研究を二十五年やってきて気づいた男の幾多の法則の中で、最も気に入っている法則である。

ヤ行音は、イから他の母音への変化で出す音韻だ。イからアへの変化を一拍で行うとヤ、イからウの変化ならユ、イからオへの変化ならヨとなる。

イは、口腔を最も小さく硬くする母音なので、どの母音に転じるにせよ、ヤ行音は口腔内の筋肉を弛緩する感覚をもたらしている。また、舌を微妙に揺らすので、他の音韻に比べて、発音運動にかける時間が長いのである。

したがって、ヤ行音は、脳に「長い時間をかけた感じ」と「深い癒し」を同時にもたらす。オトナの男が使うのに、こんなに似合う音韻もないと私は、常々思っている。

というのも、私の大好きな人は、なぜかヤ行音をうまく使う天才なのだ。それはもう、言葉フェチの私にとっては、魔法使いと言っても過言ではないくらいに。

彼は、私の元に帰ってきたとき、必ず「やれやれ」とつぶやく。

オトナの男が、戦場のようなビジネスシーンから何とか抜け出してきて、尖《とが》った顔で、私の横に座る。私の顔を覗《のぞ》き込んで、目元を緩め、「やれやれ」と言う。それから、彼らしい指で、ネクタイの結び目を緩める。ただそれだけなのに、この「やれやれ」は、私たちの時間のオープニング・セレモニーになる。

「やれやれ」の語感は、「長い時間をかけて、ここに来た」というイメージを脳に伝えてくるからね。一日中くたくたになるまで働いたのも、混んだ道を走ってきたのも、みんなあなたに会うためだったのだよ、そんな暗黙のメッセージをくれる。

　音韻の言葉（オノマトペ）が便利なのは、意味に縛られないから、解釈に幅が作れることだ。一か月に一度しか会えない関係ならば一か月分の時間を、三時間ぶりに会ったのだとしても三時間ぶりの時間を「やれやれ」は感じさせ、それぞれの時間をほどよく埋めて、癒してくれる。「やっと、会えたね」「やっと、ひとつになれたね」も、同じ効果がある。

「やれやれ」だけじゃない。私が理不尽なことを言い募っても、彼はキレずに「おや、おや」とあきれるだけ。甘えれば「よしよし」と話を聞いてくれる。嬉《うれ》しい出来事を話して聞かせれば「そりゃ、よかった」と喜んでくれる。胸に引っかかっているあれやこれやをひとしきり話してほっとして、彼の腕の中に納まれば、「やっと、きたね」である。

彼に限らず、上質のオトナの男は、余裕があって、キレたり投げやりになったりしないので、その情緒は、おおむねヤ行の中で穏やかに揺れるだけだ。そういえば、「余裕」も、ヤ行の言葉である。

女を上げる、くちびるの言葉

ヤ行音の中でも、男たちは、あまりユの言葉を使わない。ユは、舌に外向きの強い力を働かすイから、内向きの強い力を働かすウへと舌を変化させる。舌が揺れて、受け入れるイメージを作り出すので、恋における女の情緒を表すのに向いているのかもしれない。

ユはまた、くちびるをキスマークのようにすぼめるので、女が発音するとかわいく、やや扇情的でもある。同じウ段のルやス、フにも、同様の効果がある。

「ゆるしてあげる」は、だから、私はけっこう意識して使う言葉だ。約束を忘れたとき、メールを返さなかったとき、何かの記念日を忘れたとき……つまり、男たちへは、この言葉を使うチャンスは山ほどあるってことだしね。

「夢みたい」「ゆっくり」「ゆるして」「すごい」「すてき」「ふふふ」、くちびるをすぼめる言葉たちを並べていくと、なんだかセクシーな物語が展開していくみたいだ。

私は、「ふ」だけを使うことがある。意味は別段ないのだが、食事を共にしている男が、仕事の算段に気を取られているようなとき、私は、彼の手の甲へ、かすかにふっと息を吹きかけてみる。彼ははっとして、私の元へ戻ってくる。「何考えてるの?」とか「私と仕事、どっちが大事なの」なんてからむ必要もない。かなり、コストパフォーマンスのいい「言葉」なのである。

官能と音韻

一文字だけの言葉と言えば、私は、男子の使う「な?」が好き。舌を上あごにしなやかに押し付けて、潔《いさぎよ》く離すナは、強い親しみと、あっさりとした後味を感じさせて、男女間に爽やかな風を起こす。

何かの同意を求めて、「な?」と顔を覗き込まれると、本当にどきどきしてしまう。「きっと、きみならわかってくれるよな」、そんな信頼のもとにある、優しく心を撫でる音韻。けれどこれ、気心知れた女に、男がアニキ風ふかしていう言葉なので、五十過ぎると、なかなか言ってもらえない。私の場合、わずかに三人ほどの男友達限定で、だからとても貴重なのだ。これは、十分、「言葉の飴玉」になりうる。

願わくは、七十代になっても、ぜひ言ってほしいものである。おばあちゃんになって、男子から「な?」と言われる女になれたら、これは、かなりカッコイイことじゃないかしら。

「サシスセソを使うと、仕事ができる感じがして、女にモテる」という説を聞いたことがあるけれど、サシスセソは官能には使えない。

S音は口腔表面を滑る音で、口元に風をおこし、体温を下げるので爽やかさを感じさせる。この爽快感やクレバーな印象は、男のモテ要素には違いないが、この「表面だけ」の「冷たい感じ」が、官能の周囲で使われるのには似合わない。「さぁ、そろそろ、さっさと、したくして、さようなら」なんて、身もふたもないからね。それにまぁ、オトナになって、何も女に、わざわざ仕事ができるふりをすることもないんじゃないだろうか。これは、そう、若い男女限定のモテる法則としておこう。

官能のその瞬間、男も女も、ただ言葉を失うだけだ。

しかし、言葉は、官能までの道のりに寄り添い、二人の魂を結び付けてくれる大事なアイテムとなる。人は、言葉に魅力を感じない相手と、本当の官能へはたどり着けないのではないだろうか。

ただし、この場合、記号論的な意味が通じるかどうかは問題じゃない。私は、意味が全く分からないイタリア語でも、十分に口説かれてしまうもの。そこに、温かい息と、しなやかな筋肉の動きがあって、人は言葉を交わす。何語であっても、いたわる言葉には、優しい語感の音韻が使われているし、信頼のおける人は、信頼の音韻を紡《つむ》ぐ。

言葉を感じよう。言葉が、意味を超えてしみじみと胸にしみたなら、その言葉を交わしあった二人は、官能の深い淵《ふち》に落ちていくに違いないから。というより、そんな言葉をもらえたら、ベッドの出来不出来なんてもうどうでもいいと、女は思っている。ほんとです。

（集英社「kotoba」二〇一二年冬号掲載）

日本語は、脳に効く

アルデンテがわかるのは、日本人とイタリア人だけ？

以前、イタリア人の音楽家と、ドイツ語文化圏で仕事をしたときのこと。ランチに出てきたパスタが茹ですぎだったのに腹を立てた彼は、「ドイツ語をしゃべる国で、満足な料理が出てきたためしがない。アルデンテがわかるのは、世界でイタリア人と日本人だけだね」と、ウィンクしてため息をついた。

アルデンテがわかるのは、世界にイタリア人と日本人だけ……このセリフは、後に、日本に住むイタリア人シェフからも聞いた。イタリア人と日本人の間で交わされる、定番の「ご挨拶《あいさつ》」なのだそうだ。

さて、このセリフ、単にイタリア男子が日本女子に贈る素敵な口説き文句、というだけじゃすまされない、非常に深い意味を孕《はら》んでいる。

母音主体に発音することば、イタリア語

イタリア語は、音節の最後に必ず母音が配置される言語（開音節語）で、発音上、母音に重きがある。

動詞の末尾の母音種で主格の人称が決まるし（そのため、気軽に主格を省略する）、母音の抑揚で情感を伝えている。「母音が大事」なため、母音の表記と発音がほぼ完全に一致する（aは常にアと発音し、英語のようにエイやオウなどの読みを与えたりしない）。

母音（a,i,u,e,o）は、息を擦《こす》ったり破裂させたりせずに、声帯振動だけで出す音声。息に技巧を加えない、自然発声音である。伸びをするときや唸《うな》るときに自然に出てくる母音は、通常の単語の中に使われても、口腔周辺をリラックスさせ、話し手にも聞き手にも「素のまま」＝飾り気のなさを感じさせるのである。

また、母音は口腔のかたちで音韻種を作るために、くちびるが無防備に開いたように見えるのも、その特徴の一つ。このため、あどけなく無防備な印象も与える。

飾り気がなく、あどけなく無防備。そんな母音には心地よい親密感がある。母音主体にしゃべるイタリア語は、そのしゃべり手に飾り気がない親しげな印象をもたらし

ている。

母音には、発音構造上、もう一つ特徴がある。口腔を、縦にコントロールすることだ。なめらかでコシのあるものを口に含んだかのような、弾性のある上下動をする。

日ごろ、口腔を、縦に弾性コントロールしているイタリア人は、口に入れる食べ物の弾性にも敏感だ。当然、パスタの茹で具合には厳しくならざるを得ない。茹ですぎの、上あごに張り付くような粉モノなんて、とうてい耐えられないのである。

同じように開音節語の仲間で母音を多用する日本人も、ご飯の炊《た》き具合や、うどんの茹で具合に厳しいし、パスタのアルデンテも理解できる。

母音の制御特性は、発音エネルギー（使われる息の量や速度）などにも依存するが、イタリア語と日本語はこれが比較的よく似ていて、互いに聞き取りやすい。ということは、食感の好みも一致していると見ていい。開音節語の中でも、感性上、特に共感しやすい二言語なのである。

だから、である。アルデンテがわかるのは、イタリア人と日本人だけ。これは、まんざらお世辞だけではない、深淵《しんえん》な脳感性上の真実なのである。

子音主体に発音することば、ドイツ語

一方、地理的にはイタリア語ととても近くにあるドイツ語だが、その語感は、脳の感性地図に照らして対極にある。

ドイツ語は、息を強く擦りだす無声子音が三音続くのも珍しくない子音偏重型。終始口を低く閉じ気味にして、口腔の中を見せず、くちびるを硬く緊張させ、強い息を規則正しく大量に擦りだす。手の内を見せない、厳格な感じがするのが、その「発音する姿」の特徴で、無防備な口元で、その都度の感情で自由に抑揚をつけてしゃべるイタリア語とは、まったく違ったしゃべり姿に見えるのである。

もちろん、発音の体感もまったく違うので、イタリア語の使い手と、ドイツ語の使い手では、脳の感性領域のありようも大きく異なるはずだ。

口蓋を低くして、大量の息を上あごに擦りつけてしゃべるドイツ語の人たちは、上あごに張り付くような、茹ですぎたパスタや、くたくたの酢漬けキャベツがお好み。ドイツ語文化圏のパスタが決まってぐだぐだなのは、うっかり茹ですぎているのではなく、それを好んでいるからに違いない。

かと思えば、パンは固く平たくて、これも上あごに張り付く。太いソーセージも、

口いっぱいに頬張れば、上あごをかなり満足させる。温《ぬる》めのビールを大量に流し込むのも、「上あごを擦る快感」に無関係ではないはずだ。

彼らからすると、イタリアや日本のパスタは硬すぎる。かと思えば、パンはふわふわすぎ、ビールは冷たすぎ、と感じるのじゃないだろうか。こうして、ことばの発音体感を追求していくと、この世に、「感性の絶対値」はないのだなぁと、あらためて思わされる。

母語の底力

母語の発音特性が、脳の感性領域に与える影響は、食べ物の触感にとどまらない。なめらかな弾性を持って、口腔をコントロールするイタリア人は、見る者をどきどきさせるような、なめらかな曲面形状を作るのが、本当に得意だ。

イタリアの自動車やバイクの流麗なデザインは、他の国のデザイナーにはなかなか真似《まね》できない。下品になるぎりぎりのところまで扇情的なラインを引くのに、全体に品よくまとまる。活《い》き活《い》きしてセクシーなのに、都会的。かわいいのに、クール。饒舌なのに、静か。イタリアン・デザインは、ファッションからメカ、家具や料理道具に至るまで、独得のセンスを発揮する。

最近では、競技ダンスの世界ランキングの上位をイタリア人選手が席巻している。パワフルで野性的なのに、全体になめらかなラインを描いて、クールにまとめるのが彼らの特徴だ。モトグランプリ（スポーツバイク）の世界でも、イタリア人ライダーは、同様の特性をもって華やかに話題をさらう。

母語が脳にもたらしている〝なめらかな弾性〟は、イタリアが生み出す文化の、ありとあらゆるところに華を咲かせている。世界にイタリアがなかったら、きっと、世界はもっとつまらなかったに違いない。

自由気ままで、ときに感情のままに流されるのを楽しみ、ぜんたいになめらかな弾性をもって美しくまとめあげるイタリア語に対し、規則を守り、厳格にディテイルを積み上げて、圧倒的な全体性を創り出すドイツ語。それは、そのままドイツ製品のデザインや、芸術・文化の傾向にも当てはまる。

ドイツ語には、ドイツ語の美しさがある。厳格で手の内を見せない、しかも軽やかなあの感じは、戦略力と責任感をイメージさせる。

私は、オペラは、ドイツ語のそれが好き。抑制しながらひたひたと積みあがっていく情感は、ミステリーをいっそミステリーに、喜劇をいっそ喜劇にしてくれる。

特に、ドイツ語の、硬く規則的でリズミカルな筋肉の躍動は、ワルツには欠かせないセンスで、高速のワルツ＝ウィンナ・ワルツは、ドイツ語文化圏のフィルハーモニーで聞くと圧倒的に艶がある。競技ダンスの世界でも、「ウィンナ・ワルツだけは、ドイツ語文化圏の選手に勝てない」というのが定説だ。

かくも、母語とは、そのしゃべり手の脳の感性に、大きな影響を与えているのである。

日本語の二重性

さて、母音主体のことばと子音主体のことば。世界の言語は、脳の感性上、この二軸に分類されるのだが、実は、我らが日本語は、ちょっと面白いポジションにいる。

日本語は、母音の抑揚で発音する大和言葉由来の訓読みと、子音を強く使う漢語由来の音読みを二重に持つ音韻体系。訓読みのことば（いのち、そら、こころ、ありがとう、ごめんなさい）は、イタリア語同様、口腔を縦に弾性コントロールするが、音読みのことば（生命、天空、精神、感謝、失礼）は、ドイツ語のように口蓋を低くして息を擦りだしている。

つまり日本語は、母音主体語と子音主体語のどちらの言語感性も併せ持ち、自在に使い分ける言語なのだ。

ほぼすべての言語表現を、日本人は、訓読み系と音読み系の二通りに表現できる。「ありがとうございます。うれしかった」と「感謝しております。光栄です」のように。しかも、ねぎらいや親密感を表現したかったら訓読み系で、敬意や責任感を表現したかったら音読み系でと、無意識のうちに正確に使い分けているのである。

ほぼすべてのことばを、言語感性上、二重に表現できる言語。日本語は、この点において、非常に稀有《けう》で、機知に富んでいる。その世界観の豊かさゆえに、日本人の脳は、他の言語を獲得するときに、かえって戸惑ってしまうのではないだろうか。

日本語の使い手としての使命

そして、その稀有な言語を操る民族として、私たち日本人には、世界的に見て何か稀有な役割があるように思えてならない。

たしかに、バランスの良さゆえに、イタリア人ほど弾けはしないし、ドイツ人ほど圧倒的でもない。一つ一つの領域では、もしかすると、世界一位になりにくいのかもしれない。しかし、二つの言語感性をまたぐ日本語の使い手だけが創り出せる世界観があり、それは、とくにアナログとデジタルの臨界に、大きく存在しているように思う。

アニメやファンタジーが創り出す、空想世界と現実世界の不思議なハーモニーも、その一つ。日本が、この領域で、世界に冠たる存在感を示しているのは、日本語が作り上げた日本語脳のおかげだと私は確信している。

また、これから始まるロボット社会。ヒトの感性に添うようにつくられる、自律型のメカたちを、感性の視点とメカの視点の両方から見つめつくすことができるのも、私は日本語脳の持ち主たちだと信じている。

日本語の使い手であることを、私たちは、もっと誇りにすべきである。感性の二重性ゆえに国際的に伝わりにくく、「国際人といえない」とされる私たちの感性は、デジタルとアナログの臨界を豊かにしていく今世紀に、大きく花開くはずだから。

もちろん、すべての言語ごとに、稀有な特性があり、稀有な役割があるのだろう。

そう考えると、真の国際人とは、まず、母語をしっかりと獲得しなければ成り立たないような気がする。その土地で根付き、胎内でその振動にゆられ、生まれたその日から語りかけられてきた言語こそが、その脳の感性を創りあげる。母語は、人の基本であり、家族の基本であり、国の基本である。

（モラロジー研究所「れいろう」二〇一二年七月号）

夫婦脳の不可解

妻というのは、常に不機嫌である。

世界中の妻が、夫にムカついているし、世界中の夫が、妻の機嫌に手を焼いている。

別に悪いことをしているわけでもないのに。

これは、男女それぞれの脳が創《つく》りだす原初的かつ普遍のものがたりであって、なんぴともこれを免れることはできない。

しかし、がっかりすることはない。これが、人類普遍の脳の反応であって、自分や相手が悪いのではないとわかれば、けっこう心の余裕ができるものだ。妻の理不尽な発言にも、夫の愚鈍な態度にも、心を硬くせずに「やはり、そうきたか」と、くすりと笑えるようにさえなる。

では、人生を劇的に変える、男と女の脳科学。その入門編をお楽しみください。

＊

私は、人工知能（AI）の研究者である。一九八三年、大学を卒業して、コンピュータメーカーに就職した私は、縁あって人工知能の開発に従事することになった。

一九八〇年代は、世界が「未来」に憧《あこが》れた時代だ。目前に迫った（ように思えた）二十一世紀を目指して、人工知能の基礎テクノロジーが、さまざまに花開いたのである。今では当たり前になった音声認識、画像認識、自然言語解析、ニューラルネットワーク（ディープラーニング）などなど。

ちなみに、一九九一年に全国の原子力発電所で稼働《かどう》した、世界初の日本語対話型データベースは、私が開発した。こう見えて、日本語対話システムの草分けの開発者なのだ。私は、論文を書くくらいなら本を書いた方が役に立つと思ったので（人工知能の知見は、ロボットに活《い》かす前に、生身の男女に役に立つ）、学者としては認められていないのだが、開発者として役に立つくらいの歩みはしてきたつもりだ。

さて、世界初と言われた日本語対話型データベースを実現するに先だって、私たちの開発チームには、あるミッションがもたらされた。ヒトとロボットの対話の研究である。

やがてやってくる人工知能時代。人の思いや動線を察して動く自律型のメカたちは、人と対話をすることになる。そのメカたちが、どのようにことばを紡《つむ》いだら、私たち人類は、ストレスなくメカと共存できるだろうか——しゃべる携帯電話も想像上の産物だった三十五年前のことである。

その研究の比較的早い時期に、私は、男女の会話のスタイルが違うことに気づいたのだった。

男女の会話は方向が真逆

男女の会話は、方向が真逆だ。

何かことが起こったとき、女性はことの発端から話したがる。「そういえば三か月前、あの人にこう言ったら、ああ言われて、こうしたら、ああなって……」というように。

女性脳がこれをするのにはわけがある。女性脳をデータベースに見立てて解析してみると、女性脳は、プロセスから知を切りだすことに長《た》けているのがわかる。女が長々とプロセスを語るのは、脳がその裏で、無意識のうちにプロセスから知を切りだそうとするためだ。誰が悪くてこうなったのか、どうすればいいのか、私にもできることはなかったのか……。

女性脳は、気持ちよくしゃべらせておけば、裏で真実を探し出す演算を行い、最適解を弾《はじ》きだしてくる。この演算は、最も合理的で、最も謙虚なのだ。

だから、女の話は、邪魔しちゃいけない。共感しながら、気持ちよく聴く、がセオリーなのだ。

プロセス指向共感型モデルと、私は呼んでいる。

一方、男性脳の方は、女性脳よりはるかに小さなワーク領域で会話を片付けなきゃいけないので（男性脳には、おしゃべりとは別の仕事がある）、非常に合理的な会話スタイルを持つ。

最初に、この会話の目的や結論を明らかにし、余分なことはなるたけ排除する。そして、相手の話に問題点が見つかれば、それを素早く指摘して、会話を終わりにしたいのである。ゴール指向問題解決型モデルである。

女性脳は、ことが起こると、その経緯を共感（「きみの気持ち、よくわかるよ」）によって気持ちよく聴いてもらい、真実演算を施すように作られている。

なのに、男性は、「何の話？」「結論から言ってくれる？」「あー、それは、〇〇だよな」「きみも〇〇すればよかったのに」なんて、余計な問題解決で一刀両断にしてくる。もちろん、すばやい問題解決で他者を救おうとするのは、男性脳の正義と誠実であるのは間違いない。

しかし、これをされると、女性脳の真実演算はアボートされる。アボートとは、演算が中断して、それまでの途中演算が全《すべ》て無為になることだ。多くの場合、同じ質の演算は二度と起動できない。

このため、女たちはショックを受ける。脳に渦巻くあまりのストレス信号に、逆ギレするしかないのである。

男の方は、びっくりである。わかりにくい話をしんぼう強く聞いてあげたのに「あなたは私の話をちっとも聞いていない」となじられ、親切にアドバイスしたのに「そんなこと聞いてない」とキレられる。いやいや、相談事があるって、言ったじゃないか……。

かくして、男は無神経、女は度し難し、となるのだが、これは、脳の操作を間違っただけ。

この世には、何語であろうと、二つの対話スタイルがあり、女性は主にプロセス指向共感型で、男性は主にゴール指向問題解決型で対話を進めたがる。

そして、異なる対話モデルでしゃべろうとすると、互いに傷つけあうことになるのだ。

そんな重要なことを、なぜ、義務教育の国語か家庭科で教えないのだろうか。三十年ほど前、若き日の夫の言動に、あれこれ傷ついていた私は、人工知能研究が教えてくれた知見に、あんぐりと口を開けてしまった。

だから、である。この知見は、人工知能の研究室に閉じ込めておくのはもったいないと痛感した。生身の男女が知るべきだと。そうして、論文を書く時間があったら、本を書いて世間に知ってもらおうと決心したのだ。

女にとって、共感はいのち

女性脳にとって、共感は重要だ。真実演算をうまく走らせるだけではない。余剰なストレス信号が、共感してもらうことによって鎮静化するという機能もある。

女性脳は、「怖い」「つらい」「ひどい」「痛い」など危険や危機に伴う感情が、男性脳より強く長く続くようにプログラミングされている。

理由は、危険な事態に自分を追い込んだプロセスを、脳が解析する時間を稼ぐためだ。感情を長引かせて、その感情に至るプロセスから知を切りだし、自分を二度とその事態に追い込まないように（逆にいい感情なら再びその事態に至るように）、脳に書き込むのである。

というわけで、妻が「なんだか、腰が痛くて」と言ったときも、するべきは共感。「あー腰が痛いのか、そりゃ、つらいな」と言うのである。

それだけで、妻の脳では、ストレス信号が減少。ときには、痛みもちゃんと軽減する。

なのに、「医者に行ったのか」なんて言われた日には、ストレス信号が倍増する。「もんでやろうか」なんて言われるのも、余計なお世話。

しかし、ゴール指向問題解決型の男性脳は、たいていは、どちらかを口にする。かくして、妻はいつも不機嫌な生き物、となってしまうわけだ。

だから、とにかく共感してあげて、と男性たちに説いて回っているのだが、男性たちからは、「そうやすやすと共感はできないよ」というため息が漏れる。たとえば、妻と隣の奥さんがトラブルになったとき、どう考えても妻が悪かったら、共感なんてできないだろう、と。

いや、そんなときこそ、篤《あつ》く共感してやるべきなのだ。「きみの気持ちは、よくわかるよ」と。

「気持ちがわかる」と「でも、きみが悪い」は、女性脳の中では共存できる。「気持ちはわかるよ。ほんとに、よく、わかる。でも、相手の言ってることも一理あるかも」は、ありなのだ。

男は、間違っている相手に共感することができない。正義感が強いからね。でも、ここは、正義感を少し曲げてほしい。「気持ちがわかる」と言ってあげれば、ストレス信号が鎮静化して、人の話を聞けるのだから。消火器で火を消すのと変わらない。

夫婦で別々のものをチョイスするときも、「あー、きみは○○なのか。わかるよ、○○好きだもんね。でもぼくは××だな」と、妻の気持ちにだけでも共感するという手もある。

女は蒸し返しの天才

女は、なぜ、過去のことを何度も蒸し返すのか。

これは、男性からよく寄せられる質問である。

女性脳の中では、一部の体験記憶が、その記憶を脳にしまうときの心模様（感情より、もっと微細に色合いの違う情動）と共にしまわれている。

そして、心が動いたときに、その心の動きによく似た体験記憶を、一気に引きだしてくるのである。心模様を検索キーにして、データを網羅する。

これは、子育てのために進化してきた力だ。初めてのトラブルに見舞われても、過去の類似体験を一気に脳裏に取り揃《そろ》えて、何をしたらいいかを決することができる臨機応変力なのである。

しかし、男性から見れば、この素晴らしい才能には副作用がある。

夫や上司がなにか無神経なことを言えば、過去の無神経な発言をすべて、一気に脳裏に取り揃えるってことだからだ。

しかも、心の動きと共に想起するので、今もう一度、あらためて傷ついているのである。

女性がキレたら、過去の総決算をしていると思った方がいい。何度あやまったかしれないが、今もう一度傷ついているので、もう一度あやまるしかない。

ここであやまりそこねたら、女性脳のストレス信号は倍増して恐ろしいことになる。しかし、これがあるから子育ても、将来の夫の介護も難なくこなしていけるのである。観念してください。

過去の蒸し返しを止めさせる方法

「女性脳が、過去を蒸し返してしまう構造なのはよくわかった。では、その蒸し返しを止めさせる方法はないものだろうか？」

私はよく、男性にこの質問を受ける。私は、「キレられたときではなく、比較的幸せなときに、深い後悔としてあやまってみてほしい」と答えている。

女性脳の感情トリガーの記憶連鎖を止めるのはたいへん難しく、必ずしも成功するわけではないのだが、これが唯一《ゆいいつ》の手段だからだ。

私の父は、母が私を出産したときの思いやりの無さを、三十年以上も言われ続けていた。

母は若いうちに母親を亡《な》くし、里帰り出産はかなわなかった。父の田舎で出産した母は、姑《しゅうとめ》に遠慮して、帝王切開のわずか二週間後のお正月に、一日中嫁として立ち働くことになってしまったのだ。父は陽気に酔っぱらって、母を休ませることをしなかった。あげく、母は高熱を発して倒れ、生死の境をさまよったのである。

父が無神経なあるいは威圧的な発言をする度に、この件は、母の口の端《は》にのぼった。父は、この件を突き付けられると、たいていはしゅんとしてあやまるのだが、時には逆ギレをすることもあり、母の中にあるわだかまりを消すことができないでいた。

母は、何度か「娘のお産を手伝うまでは死ねない」と口にしたことがある。私は、若き日の母が受けた情けなさを思うと、胸が痛かった。このわだかまりは、父が一生背負っていく十字架だな、と、娘でさえ思っていた。

そんな、大きなわだかまりがある日、ぷっつり消えてしまったのである。私のお産の日に。

私が息子を生んだ日、夫が不在だったため、父は、何時間も私の腰をさする羽目になってしまった。陣痛が襲う度に全身全霊で腰をさすってくれていた父が、やがて、傍らにいる母に、しみじみとこう言った。

「お産っていうのは、本当に、大変だなぁ。……あのとき、おまえの傍にいてやればよかった」

母がほろりと涙をこぼし、以後二度と、産後の失態の話は蒸し返されなかった。

もしも、過去のあやまちを何度もなじられているのだとしたら、なじられたときではない別のシーンで、しみじみと後悔してあげてほしい。心から溢《あふ》れ出た一言だけが、心のわだかまりを氷解させる。

夫婦というもの

父と母は仲良しだったのか、そうでなかったのか。

母のお見合い写真に一目ぼれしたという父は、母をよく愛したと思う。

私が小学校五年の時、母と私がケンカして、母の理不尽さを父に訴えたことがある。

そのとき、父はこう言ったのだ。

「どちらが正しいか俺は知らん。だが、お前に言っておくことがある。この家は、母さんが幸せになる家だ。母さんを泣かせた時点で、お前の負けだ」

私は唖然《あぜん》として、次に父をカッコイイと思った。男は、ある女を妻と決めたなら、良い悪いを判断せずに潔《いさぎよ》く暮らすものなのだということを思い知った気がした。

そんな父の晩年、母の部屋から、こんな会話が聞こえてきた。「もう、自分の部屋に帰ってくれない？　本を読みたいの」「もう少し、傍にいてもいいだろう、この飴《あめ》玉《だま》を食べ終わるまで」「じゃ、ちゃっちゃと噛《か》んじゃって」「うん」

母には悪気はなく、父も気を悪くしていない。

母はけっして意地悪な性格じゃなく、心優しい人で、母が弱い人たちにしていたさまざまな支援は、私に多くのことを教えてくれた。なのに、父に対してだけは、ちょっとクールだったのだ。

そんな母が、父のお葬式の後しばらくして、お骨の前から、泣きながら電話をかけてきた。「いろいろ考えてみたの。お父さんは、私には、最高の人だった。私には、どう考えても、お父さん以上の人はいなかった。それを、生きているうちに伝えたかった」

私は、「お母さん、間に合ってよかったね。四十九日までは魂が傍にいるって言うから、そのことば、お父さんも聞いてるわよ」と言って、一緒に泣いた。

半日ほどして、母からまた電話があった。「お父さん、ちゃんと聞いてるのかしら。十五分だけ化けて出てきて、とお願いしてるのに、出てこないのよ」としょんぼりしている。

私はふと気になって、「なんで十五分なの？」と聞いてみた。そうしたら、「あら、だって、それ以上いたら、うざいじゃない？」だそうだ（苦笑）。

夫婦とは、面白い縁である。

大切なのに、鬱陶《うっとう》しい。五十五年も一緒にいて、大事なことを伝えそびれる。そりゃこんなに違う脳なのだものね。それでも、一つだけ言えるのは、ただただ一緒にいることのすごさである。

ちぐはぐだからこそ完結せず、伝えそこねた愛だからこそ胸に響く。それもまた一興と言えなくもない。

母は、父の写真に語りかけながら暮らしている。父は、生前、そんな母を想像しただろうか。

（新潮社「新潮45」二〇一七年九月号）

解説

河邑厚徳

この本、じつは解説はいらない。読みながらなんどもうなずいた。そうかなとにんまりして引き込まれるうちに、脳がマッサージされていく。私たちが、様々に抱える対人ストレスは男女脳の働きの問題だと解き明かされ、悩んでいることへの救いがちりばめられている。人格が問題だといわれるより脳がもともとそう出来ているといわれるほうが、ちょっと責任が軽くなり肩の荷もおりる。次々に展開する話題がテンポも歯切れもよい。下手な解説は蛇足になるので、ここに何か足せるのだろうか。

私はNHKのディレクター時代に「特集　シルクロード」のシリーズを担当した。その時にインドで人生観が変わるほどの経験をした。むろん目の前にある死体やバラーナシィ（ベナレス）でのむき出しの火葬の光景も目に焼き付いているが、ヒンズー教の死生観に感動した。路上での取材ではヒマラヤからベンガル湾までの聖地を巡礼しながら白くて長いひげを蓄えボロ布をまとい、はだしで歩く行者（サドゥ）の威厳に打たれた。日本では見ない別種のヒトであった。家を捨て社会人（職業人）としての過去を忘れ、ひたむきに巡礼する人々である。一種の熟年家出かな。もう俺はいないものと思えと妻と子供に言い残して人生完成の旅を始めるのである。旅の目的地は死であるが、死は今まで着ていた肉体という古い着物を脱ぎすて、新しいいのちを生き始める通過点に過ぎないと考えている（これは「死とは何ですか？」とダライ・ラマ法王へ聞いた時の答えでもあった。直球が返ってきた。それは「オンリー・チェンジング・ボディ」……肉体は滅びても、魂は永遠なる存在であると信じられている）。

世のために生きるのではなく、自分に与えられたいのちが求めるままに生きていいという別のステージにのぼるのだ。あえて一人になるので、ずいぶん孤独な選択のようにも思えるが、彼らは神と同行《どうぎょう》しているので充実している。齢《よわい》を重ねて、永遠を見つめる年齢に達したということか。これらの選択すべては脳が作用しているに違いない。

インドには墓はなく、火葬された灰は川に流されるが、川は流れ流れて大海にいたる。そこから、いのちはリセットされて生まれ変わる。ヒンズー教は仏教の兄弟でもあるし、どこかその思想が納得できる気がするし、少し憧《あこが》れる。

その根幹には、年の取り方の設計図がある。四住期とよび、人生を四つの段階に分ける哲学だ。学生期（ブラフマチャリア）・家住期（ガールハスティア）・林住期（ヴァーナプラスタ）・遊行期（サンニヤーサ）である。

「シルクロード」は大地を走りながら、記録する紀行番組だった。インドではどこにいっても、行者とすれ違った。彼らは四番目のステージ、遊行期を生きている。本書の著者の黒川伊保子さんは脳と感性の科学者で、日常生活のすれ違いを脳の男女差を切り口にして書いてきたが、その意味では行者たちは男ばかりだったので、ここにも男女の脳の仕組みの違いがあるのかもしれない。男には、思考が抽象的回路にはまると、夢想家になり、現象より永遠に近づこうとする癖がある。黒川さんによれば、男は左脳を働かせて考えながら一つずつ人生の問題を処理するが、女は感性領域の右脳と左脳が連携よく働き、多くのことを同時に考えられるという。確かに、男の脳は年齢を経れば、次に新しい開拓分野に進めと司令するが、それが男を永遠の少年にする。が、女性脳は確かな現実を深く掘り進めていくもののようだ。お互いに人生の完成形が二またに分かれていくイメージがある。

今までの大脳生理学や脳科学では性差をあまり問題にすることはないように思える。その点で黒川さんの視点はユニークである。仕事柄、世界を歩き、様々な人に会って話を聞いて、東洋人と西洋人はどうも脳が違うと実感してきた。民族や人種の差は歴然としている。しかし、脳の男女差という視点にはあえて目を向けてこなかった。その理由は、女性に対して幻想があるからだ。知りたくもない現実は見たくない。女性の脳の中には、女王蜂やカマキリ夫人になる何かが潜んでいるはずだ。見てしまうとあこがれの気持ちを持ち続けられる自信がない。小学校五年の時に、好きだった女子Aが私の顔を何度も見ていた。気があるのかと嬉《うれ》しかった。しかし、友達が、Aは「カワムラクンにはもうひげがある」と話していたぞ！　と教えてくれた。Aに観察されたのだ。がっかりした。でも相手を理解するためには、脳の男女差を知ることも人生を豊かにするなという気持ちが、黒川作品を読んで感じるようになってきた。Aさんにもう一度会いたいような気がしてきた。

さて黒川さんの著作には人生の節目、節目の重要課題が世代ごとに書かれている。本のタイトルを見ると、『恋愛脳』『夫婦脳』、そして『家族脳』と並んでいる。学習、結婚、夫婦、子育てなど、そのまま学生期から家住期の生き方を書いている。そうして次はいよいよ人生後半の生き方に焦点があたり始めるはずだ。『成熟脳』のサブタイトルが「脳の本番は56歳からはじまる」である。そこまで来たなと思った。林住期から遊行期に至る、黒川流の分析がますます楽しみである。

黒川さんのシリーズは、著者が体験した事実のなかから幅ひろい物語がつむぎだされている。観念や想像の中から生まれるのではない経験知なので、説得力がある。ようやく黒川さんもある年齢に達して成熟脳が書かれたというわけだ。

本のキーワードは「脳の一生」でもある。自分を実験台にしてその年齢になって見え始めたことという説明もあるが、私は脳が成熟すると長く蓄積してきた情報がコンピューターのメモリがどんどん大きくなるように、積みあがって一つの図書館のようになるというように感じていた。しかし、まず前書きで、物忘れの話から始まる。意外な展開である。出力性能最大期の脳は無駄なものを捨てていくというのだ。脳の断捨離のようである。

私は、この十年ほど長寿者のドキュメンタリーを作ってきた。始めたきっかけは、日本人の戦争体験の記憶を映像記録で伝えたいという思いだった。戦争をわが身で知っている人が次々とこの世を去っていく時代であり、残された時間がないと感じていた。

最新の映画は二〇一七年公開の「笑う101歳×2　笹本恒子《ささもとつねこ》　むのたけじ」である。しかし、取材の途中で『ライフシフト　100年時代の人生戦略』(リンダ・グラットン、アンドリュー・スコット著、池村千秋訳)がベストセラーになり新しいムーブメントが起きた。寿命百年時代が到来するので、今までの人生設計を変革する必要があるというものだ。従来、日本人は人生を三段階で考えてきた。学んで、会社に入り、退職して余生をすごすというシンプルなモデルである。今後はそのモデルは通用しないというのである。少し前には、「一億総活躍社会」というキャッチフレーズを唱えていた安倍内閣は、急遽《きゅうきょ》二〇一七年九月に「人生100年時代構想会議」を立ち上げたほどである。

さて、現在、百歳を超える日本人は、六万人を超えているが、二〇五〇年には百万人を突破すると予測されている。ちなみに笹本さんは現在（二〇一七年）一〇三歳。取材中に、むのさんは一〇一歳で世を去った。意識しないまま、寿命百歳時代のドキュメンタリーを撮りつづけたことになる。女性、男性を問わずスーパー老人に共通しているのが、状況に適応するこころの柔らかさ。決して頑固ではない。後は色気と食い気である。笹本さんは赤ワインを今でも飲み、ステーキを食べ、とんかつはロースである。むのたけじは、五十歳で全部の歯を失ったが、歯ぐきを使い好きな寿司を味わう。二人とも異性の夢も見ていると話してくれた。その辺の脳の働きは大いに興味があるから、黒川さんに聞いてみたい。

『ライフシフト』の中では、人生マルチステージを唱えている。百年を充実させるためには、自由な変身を面倒と思わない冒険心が必要だと考える。そのためには若い時からの心構えが必要で、集団内での競争は勝っても負けても、豊かな後半生を保証しない。会社人間や組織に頼る時代はまもなく終わるのである。地域や社会活動を積み上げていき、人と人との利害を超えた信頼こそがその人の財産だという。地位や財産ではない無形資産が、人生百年時代の幸せのカギとなるとの主張である。

四住期に戻る。生業の仕事や会社を終えてから、林住期と遊行期に移行する。黒川さんが言うように、脳の本番が始まるのが56歳ということは、人生の本番もそこから始まると考えてもいいだろう。過去のライフサイクルでは終わった人が、じつはそこから始まるという逆転の思想を感じることができ、希望がある。

二千年前のインド哲学には、ようやく始まろうとする寿命百歳時代を生きる知恵が込められているのだろうか。黒川さんも、いよいよ本番人生をリードしていく脳の不思議を、専門家として明かしてくれそうで楽しみである。私は、人が仕上がるためには、祈りが大きな役目を果たしそうだと感じてきた。個を超えた存在への念である。

この本には、「祈りの科学」という項目があった。そこには、インドの行者を、科学の眼でとらえる視点が書かれている。「大切に思うひとたちに届くのなら、私の脳は静謐《せいひつ》でなければならない。邪悪だったり、イラついてはいられない」。まさに、林住期には俗世を離れて身についた垢を落とす。

さらにこう書かれている。「私自身は、世界中の宗教の共通項が『祈り』『念じる』ことであることに思い至り、深い感慨を覚えた。脳は答えを知っている。脳科学に触れていると、何度も思う真実である」。

黒川さんの文章を読んでいて、科学と哲学（宗教）がどこかで繋《つな》がっているという確信を持てた。

笹本恒子さんの一〇三歳の誕生日に話を聞いた。何度も死んじゃいたい過去もあったという。赤い糸に結ばれたパートナーに出会えなかった？　いやそうではない。若気のいたりで出会ったのに、別れてしまったという後悔がある。でもいくつもの山に登りすべり落ち、また次の山に登り始めることの連続だったという。この先の頂も笹本さんの視野にあるという。人生百年とはそのようなものかもしれない。何と豊かな人生だろう。もしかしたら、人間の脳は人工知能とは違い、失敗も成功も織り込みずみなのかな。

むのたけじの言葉。「死ぬ時、そこが生涯のてっぺん」。黒川さん、これからも、続編お願いします。

（平成二十九年十月、映画監督、元ＮＨＫエグゼクティブプロデューサー）

この作品は左記連載、掲載を文庫化にあたり加筆・修正し、書き下ろしを加え収録した。

●「感じることば」
ひろぎん経済研究所機関誌「カレントひろしま」二〇一六年五月号から二〇一七年十一月号＋「奈良、二景」書き下ろし

●「一生の脳科学」
書き下ろし

●「『情』を科学する」
「ことばの触感を楽しむ」／集英社「kotoba」二〇一二年秋号
「ことばは媚薬となりうるか」／集英社「kotoba」二〇一二年冬号
「日本語は、脳に効く」／モラロジー研究所「れいろう」二〇一二年七月号
「夫婦脳の不可解」／新潮社「新潮45」二〇一七年九月号

高野悦子著
二十歳の原点

独りであること、未熟であることを認識の基点に、青春を駆けぬけた一女子大生の愛と死のノート。自ら命を絶った悲痛な魂の証言。

中　勘　助　著
銀　の　匙

古い茶箪笥の抽匣《ひきだし》から見つかった銀の匙。それを手がかりに、伯母の愛情に包まれた幼い日々から青年期までを回想する自伝的作品。

瀬戸内寂聴著
夏　の　終　り
女流文学賞受賞

妻子ある男との生活に疲れ果て、年下の男との激しい愛欲にも充たされぬ女……女の業を新鮮な感覚と大胆な手法で描き出す連作５編。

原田マハ著
楽園のカンヴァス
山本周五郎賞受賞

ルソーの名画に酷似した一枚の絵。秘められた真実の究明に、二人の男女が挑む！　興奮と感動のアートミステリ。

笹本恒子著
ライカでショット！
―私が歩んだ道と時代―

日本初の女性報道写真家は今年１００歳、まだまだ現役。若さと長生きの秘訣は、溢れる好奇心と毎日の手料理と一杯のワイン！

向田和子著
向田邦子の恋文

邦子の急逝から二十年。妹・和子は遺品から、若き姉の〝秘め事〟を知る。邦子の手紙と和子の追想から蘇る、遠い日の恋の素顔。

黒柳徹子著
新版 トットチャンネル
NHK専属テレビ女優第1号となり、テレビとともに歩み続けたトットと仲間たちとの姿を綴る青春記。まえがきを加えた最新版。

黒柳徹子著
トットの欠落帖
自分だけの才能を見つけようとあらゆる事に努力挑戦したトットのレッテル「欠落人間」。いま噂の魅惑の欠落ぶりを自ら正しく伝える。

黒柳徹子著
トットひとり
森繁久彌、向田邦子、渥美清、沢村貞子……大好きな人たちとの交流と別れを綴った珠玉のメモワール！ 永六輔への弔辞を全文収録。

小島慶子著
解縛
―母の苦しみ、女の痛み―
母親の憑依、屈折した子供時代、15歳からの摂食障害。女子アナとしての挫折、男社会の理不尽。鋭い筆致で自らを見つめた魂の手記。

佐藤愛子著
こんなふうに死にたい
ある日偶然出会った不思議な霊体験をきっかけに、死後の世界や自らの死へと思いを深めていく様子をあるがままに綴ったエッセイ。

佐藤愛子著
私の遺言
北海道に山荘を建ててから始まった超常現象。霊能者との交流で霊の世界の実相を知り、懸命の浄化が始まる。著者渾身のメッセージ。

新潮文庫最新刊

黒川伊保子著
成熟脳
―脳の本番は56歳から始まる―
もの忘れは「老化」ではなく「進化」だった。なんと、56歳は脳の完成期！――感性とＡＩの研究者がつむぎ出す、脳科学エッセイ。

岡田尊司著
人間アレルギー
―なぜ「あの人」を嫌いになるのか―
付き合えば付き合うほど、相手が嫌いになる。そんな心理的葛藤状態を克服し、良好な人間関係を構築するにはどうしたらよいのか？

ゴールズワージー
法村里絵訳
林檎の樹
ロンドンの学生アシャーストは、旅行中出会った農場の美少女に心を奪われる。恋の陶酔と青春の残酷さを描くラブストーリーの古典。

中里京子訳
チャップリン自伝
―栄光と波瀾の日々―
アメリカン・ドリームを体現した放浪紳士は華麗な社交生活を送るが、戦後「赤狩り」で米国を追放される。喜劇王の数奇な人生！

宮部みゆき著
悲嘆の門（上・中・下）
サイバー・パトロール会社「クマー」で働く三島孝太郎は、切断魔による猟奇殺人の調査を始めるが……。物語の根源を問う傑作長編。

畠中恵著
なりたい
若だんな、実は○○になりたかった!? 変わることを強く願う者たちが巻き起こす五つの騒動を描いた、大人気シリーズ第14弾。

成《せい》熟《じゅく》脳《のう》

—脳の本番は56歳から始まる—

新潮文庫　く－29－5

平成三十年一月一日発行

著者　黒《くろ》川《かわ》伊《い》保《ほ》子《こ》

発行者　佐藤隆信

発行所　株式会社 新潮社

郵便番号　一六二―八七一一
東京都新宿区矢来町七一
電話 編集部(〇三)三二六六―五四四〇
　　 読者係(〇三)三二六六―五一一一
http://www.shinchosha.co.jp

価格はカバーに表示してあります。

乱丁・落丁本は、ご面倒ですが小社読者係宛ご送付ください。送料小社負担にてお取替えいたします。

印刷・株式会社三秀舎　製本・株式会社植木製本所

ISBN978-4-10-127955-8 C0195